慢病
全流程综合管理手册

第一册

主编 吕芳

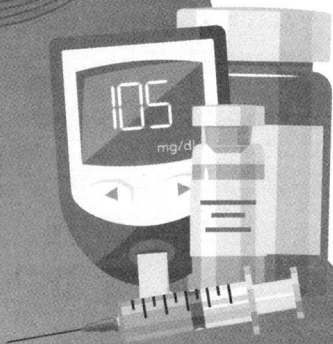

时代出版传媒股份有限公司
安徽科学技术出版社

图书在版编目(CIP)数据

慢性病全流程综合管理手册.第一册/吕芳主编.
合肥:安徽科学技术出版社,2024.10. -- ISBN 978-7-
5337-9108-7

Ⅰ.①R4-62

中国国家版本馆 CIP 数据核字第 2024FN4857 号

慢性病全流程综合管理手册 第一册

MANXINGBING QUANLIUCHENG ZONGHE GUANLI SHOUCE DI-YI CE 主编 吕 芳

出 版 人:王筱文　　　选题策划:王 宜　　　责任编辑:汪海燕
责任校对:张 枫　　　责任印制:梁东兵　　　装帧设计:武 迪
出版发行:安徽科学技术出版社　　　http://www.ahstp.net
　　　　　(合肥市政务文化新区翡翠路 1118 号出版传媒广场,邮编:230071)
　　　　　电话:(0551)63533330
印　　制:合肥创新印务有限公司　　　电话:(0551)64321190
(如发现印装质量问题,影响阅读,请与印刷厂商联系调换)

开本:710×1010　1/32　　　印张:8　　　字数:150 千
版次:2024 年 10 月第 1 版　　　印次:2024 年 10 月第 1 次印刷

ISBN 978-7-5337-9108-7　　　　　　　　　　定价:52.00 元

编　委　会

前　　言

风起于青萍之末，浪成于微澜之间。急性心肌梗死、脑卒中等急性心脑血管事件的发生，看似突如其来、猝不及防，但细究患者的病史，并非毫无征兆；经历了急性事件后的患者之所以最终走向截然不同的中远期预后，详查他们的治疗随访轨迹后，同样会发现并非无迹可寻。一切偶然寓于必然之中，一切质变源于量变的累积，从心血管事件链的视角重新审视急性心脑血管事件就会清晰地看到，这是由糖尿病、高血压、血脂异常为代表的慢性病，以及肥胖、不良生活习惯等危险因素的集聚和持续累积风险所触发启动的事件链条，发生发展到一定阶段的必然产物。

所谓慢性病，主要以心脑血管疾病、糖尿病、肿瘤、慢性阻塞性肺疾病为代表，是病程长、多病因、进展较慢的一大类疾病，已日益成为我国重要的公共卫生问题之一。随着经济的发展、生活方式的改变，尤其是人口老龄化及城镇化进程的加速，我国糖尿病、高血压、冠心病、血脂异常、慢性心力衰竭等心脑血管相关慢性疾病的罹患率呈快速上升趋势，其致残率、致死率高，支出费用高，控制率低，严重影响患者的身心健康，并给个人、家庭和社会带来沉重负担。目前，心血管疾病居城乡居民总死亡原因的首位，农村总死亡原因中,心血管疾病占45.91%;城市总死亡原因中,心血管疾病占43.56%。因此,慢性病的有效防治与管理显得尤为重要。

慢性病管理从空间维度上说,涉及住院治疗、家庭自我管理、基层社区医疗机构随访等多场所的管理;从时间维度上说,更是包含了患者的全部生命周期。患者在区域或中心医院接受住院系统诊疗固然重要,但慢性病防治的重心、主战场还是在广大基层社区医疗单位,它们担负着疾病的筛查、初步治疗、随访、宣教等多重任务,在整个医疗体系中扮演着承上启下的重要角色。因此,要想让慢性病全程管理落到实处、取得实效,就必然要求广大基层医疗单位职能健全、技术过硬、交流畅通。近年来,基于我国居民的人群特点、医疗资源现状等具体实际制定的各基层版慢性病管理指南相继发布,如《国家基层糖尿病防治管理手册》《基层2型糖尿病筛查专家共识》《中国糖尿病肾脏病基层管理指南》《高血压基层诊疗指南》《慢性心力衰竭基层诊疗指南》《稳定性冠心病基层诊疗指南》等,对提高基层慢性病诊疗水平意义重大。同时,各地积极创新体制机制,以慢性病管理的分级诊疗、上下转诊和医院内外联动管理为目标,建立区域中心医院-基层社区医疗单位联合体,使区域或县域医院的优势医疗资源得以下沉,并与社区中心建立长期联动,通过远程医疗及下基层帮扶等多种形式，使社区中心在随访效率、疾病管理等方面得到规范引导。慢性病的管理正朝着上下联动、规范有效、惠及大众的方向大步前进。

为有助于提高广大社区卫生工作者对慢性病的认识水平、规范优化诊疗流程，我们编写了这套书。因涵盖内容较多，为方便医生随身携带，故将此书分为两个分册出版。全书涵盖了糖尿病、高血压、高脂血症、肥胖、慢性冠状动脉综合征、脑卒中等八种临床常见的心脑血管及代谢性慢性病，以相关指南或共识内容为基准，立足基层医疗实际，结合编者自身临床经验与积累，详细介绍了各种疾病的病因、症状、诊断、治疗、并发症及其处理、门急诊就医指征、随访康复等相关内容。

全书内容较为翔实，操作性较强，希望能够成为社区卫生工作者日常工作中的可靠助手。同时，囿于水平有限，本书不可避免地存在一些错漏之处，诚恳希望得到广大读者的建议和指正。

编　者

2024年5月

目　　录

第一章

糖 尿 病

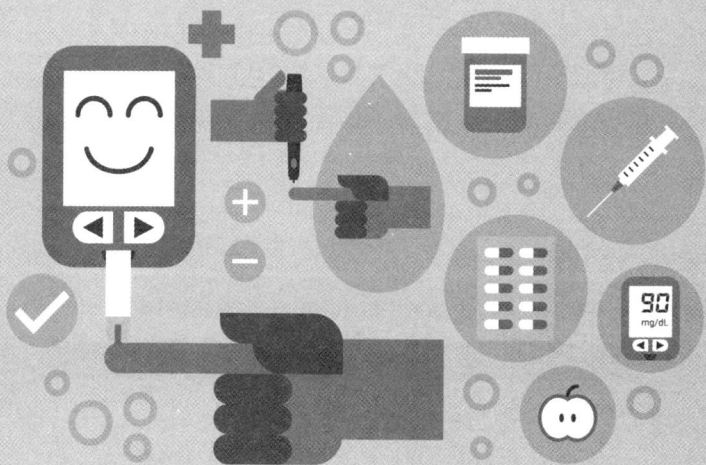

一、简述

(一)定义

糖尿病(diabetes mellitus,DM)是由不同原因引起胰岛素分泌缺陷和/或胰岛素作用缺陷导致糖、蛋白质、脂肪代谢异常,以慢性高血糖为突出表现的疾病。临床表现为多尿、多饮、多食、消瘦,可并发眼、肾脏、神经、心脏、血管等的慢性损伤,病情严重时可发生急性代谢紊乱,如糖尿病酮症酸中毒(diabetic ketoacidocis,DKA)、高渗性昏迷等。

(二)疾病分型

见表1-1。

表1-1 不同学术组织和共识关于糖尿病分型的建议

不同分型指南	分型
WHO指南(2019年)	T1DM、T2DM、妊娠高血糖、特殊类型糖尿病、混合型糖尿病、未分类糖尿病
中华医学会糖尿病学会指南(2020年版)	T1DM、T2DM、妊娠期糖尿病、特殊类型糖尿病
ADA指南(2021年)	T1DM、T2DM、妊娠高血糖、特殊类型糖尿病
《糖尿病分型诊断中国专家共识》	T1DM、T2DM、妊娠期糖尿病、单基因糖尿病、继发性糖尿病、未定型糖尿病

注:WHO为世界卫生组织;ADA为美国糖尿病协会;T1DM为1型糖尿病;T2DM为2型糖尿病。

WHO 1999年糖尿病分型		WHO 2019年糖尿病分型	
1型糖尿病	免疫介导性	1型糖尿病	
	特发性		
2型糖尿病		2型糖尿病	
特殊类型糖尿病	胰岛β细胞功能遗传性缺陷	单基因糖尿病	β细胞功能单基因缺陷
	胰岛素作用遗传性缺陷		胰岛素作用单基因缺陷
	胰腺外分泌疾病	特殊类型糖尿病	胰腺外分泌疾病
	内分泌疾病		内分泌疾病
	药物或化学品所致糖尿病		药物或化学品所致糖尿病
	感染所致糖尿病		感染所致糖尿病
	不常见的免疫介导性糖尿病		不常见的免疫介导性糖尿病
	其他与糖尿病相关的遗传综合征		其他与糖尿病相关的遗传综合征
孕期糖尿病	妊娠期糖尿病（GDM）	妊娠期首次发现高血糖	妊娠糖尿病
	妊娠期显性糖尿病		妊娠期糖尿病
		混合型糖尿病	缓慢进展的免疫介导成人糖尿病
			酮症倾向的2型糖尿病
		未分类糖尿病	

（三）各种类型糖尿病的特点

基于糖尿病精准病因分型导向的现状，2022年2月由中国医师协会内分泌代谢科医师分会(CEAAC)正式发布了《糖尿病分型诊断中国专家共识》。新的糖尿病分型方案将糖尿病分为6种类型：1型糖尿病(T1DM)、2型糖尿病(T2DM)、妊娠期糖尿病(GDM)、单基因糖尿病、继发性糖尿病、未定型糖尿病。它们具备的特点如下。

1.T1DM

1型糖尿病曾在20世纪被广泛称为"胰岛素依赖型糖尿病"，随着分子医学研究的巨大进展，该命名因欠准确而被弃用。T1DM的本质是胰岛β细胞破坏，导致胰岛素绝对缺乏。T1DM又分为经典性T1DM、暴发性T1DM、成人迟发性自身免疫性糖尿病(LADA)三种亚型，其中以经典性T1DM最为多见。经典性T1DM多发于青少年，"三多一少"症状明显，胰岛功能极差，以胰岛自身抗体阳性为特征，除少数患儿处于糖尿病蜜月期外，均需要胰岛素终身强化治疗。

2.T2DM

2型糖尿病约占糖尿病群体的90%，其发病机制主要与胰岛素抵抗及胰岛素分泌相对不足有关。多见于成年人，尤其是超重及肥胖人群，半数以上的T2DM患者在疾病早期并无明显临床表现。该型糖尿病容易诊断，治疗的难点在于生活方式的管理，以及各项综合代谢指标的长期控制达标，从而达到预防多种慢性并发症的发生发展，提高患者生活质量和延年益寿的目的。

3.GDM

妊娠期糖尿病是指与妊娠状态相关的糖代谢异常,但未达到非孕人群糖尿病的诊断标准,占妊娠期高血糖病例的75%～90%。对妊娠期相对严格的血糖控制有助于降低妊娠不良结局风险,促进优生优育,保障母婴健康。

4.单基因糖尿病

单基因糖尿病是指单一基因突变所导致的糖尿病,占所有糖尿病病例的1%～5%,迄今已发现70余个单基因糖尿病的致病基因。较为常见的是青少年起病的成人型糖尿病(MODY),尤其是MODY3、MODY5、MODY2亚型。新生儿糖尿病(NDM)多属于MODY的范畴。其他相对罕见的有线粒体糖尿病(MIDD)、严重胰岛素抵抗综合征等。该型糖尿病常具备糖尿病家族遗传史,起病年龄往往偏早,以胰岛功能障碍、基因检测阳性为主要特点,其他临床表现及治疗原则随着基因及位点的差异各有不同。

5.继发性糖尿病

继发性糖尿病是一类由特定疾病或药物等相关因素引起血糖升高的糖尿病类型,包括胰腺外分泌疾病性糖尿病、内分泌疾病病性糖尿病、药物或化学品所致糖尿病、感染所致糖尿病等。

6.未定型糖尿病

未定型糖尿病是指部分糖尿病患者临床表现不典型，通过胰岛功能、胰岛自身抗体及基因检测等手段仍不能明确分型者。

二、流行病学

（一）我国糖尿病流行病学

30多年来，我国糖尿病患病率显著增加。1980年全国14个省市30万人的流行病学资料显示，糖尿病患病率为0.67%。1994—1995年全国19个省市21万人的流行病学调查显示，25～64岁人群糖尿病患病率为2.51%，糖耐量减低（IGT）患病率为3.20%。2002年中国居民营养与健康状况调查以空腹血糖（FBG）≥5.5 mmol/L作为筛选指标，高于此水平的人群进行口服葡萄糖耐量试验（OGTT），结果显示在18岁以上的人群中，城市人口的糖尿病患病率为4.5%，农村人口的为1.8%。2007—2008年，中华医学会糖尿病学分会组织的全国14个省市糖尿病流行病学调查结果显示，我国20岁及以上成年人的糖尿病患病率为9.7%。2010年中国疾病预防控制中心和中华医学会内分泌学分会调查了中国18岁及以上人群糖尿病的患病情况，显示糖尿病患病率为9.7%。2013年我国慢性病及其危险因素监测结果显示,18岁及以上人群糖尿病患病率为10.4%。2015—2017年中华医学会内分泌学分会在全国31个省市进行的甲状腺、碘营养状态和糖尿病流行病学调查显示,我国18岁及以上人群糖尿病患病率为11.2%。

(二)我国流行病学特点

(1)以2型糖尿病(T2DM)为主,1型糖尿病(T1DM)和其他类型糖尿病少见,男性高于女性(2015—2017年全国调查结果为12.1%和10.3%)。中国研究课题组2010—2013年在全国13个地区进行了T1DM流行病学研究,覆盖了全年龄段T1DM和10%的全国总人口,结果显示全年龄段T1DM发病率为1.01/10万人年。在新发T1DM患者中,20岁以上患者占65.3%。在2015—2017年全国46家三级医院招募的30岁及以上17 349例新诊断糖尿病患者中,T1DM(经典T1DM和成人隐匿型自身免疫性糖尿病)占5.8%,非T1DM(T2DM和其他特殊类型糖尿病)占94.2%。糖尿病人群中,T2DM占90%以上。

(2)各民族的糖尿病患病率存在较大差异。2013年的调查结果显示,我国6个主要民族的糖尿病患病率分别为汉族14.7%、壮族12.0%、回族10.6%、满族15.0%、维吾尔族12.2%、藏族4.3%。

（3）我国经济发达地区的糖尿病患病率高于中等发达地区和不发达地区。城市高于农村，在不发达地区和中等发达地区这一差别尤为明显，2015—2017年的调查结果显示，城乡差别有减小的趋势。

（4）未诊断的糖尿病比例较高。2013年全国调查结果显示，新诊断糖尿病患者占总糖尿病人数的62%，2015—2017年调查结果显示，这一比例为54%，较之前有所下降。从2010年、2013年两次大规模流行病学调查结果看，按照美国糖尿病学会（ADA）标准诊断的糖尿病患者中，糖尿病的知晓率分别为30.1%和36.5%，治疗率分别为25.8%和32.2%，控制率分别为39.7%和49.2%，都有所改善，但仍处于较低水平，尤其是在农村地区。

（5）肥胖和超重人群糖尿病患病率显著增加。2010年、2013年、2015—2017年的调查结果显示，体质指数（BMI）<25 kg/m² 者的糖尿病患病率分别为6.9%、7.4%和8.8%，25 kg/m²≤BMI<30 kg/m² 者的糖尿病患病率分别为14.3%、14.7%和13.8%，BMI≥30 kg/m² 者的糖尿病患病率分别为19.6%、19.6%和20.1%。

（三）我国糖尿病流行的影响因素

1.城市化

随着经济的发展，中国的城市化进程明显加快。中国城镇人口占全国人口的比例在2000年为36.09%,2008年为45.7%,2017年达到58.5%。

2.老龄化

中国60岁以上老年人的占比逐年增加,2000年为10%,2008年为12%,2017年增加到17.3%。2007—2008年、2010年、2013年、2015—2017年的调查中,60岁以上老年人群的糖尿病患病率均接近或超过20%。

3.超重和肥胖患病率增加

中国居民营养与慢性病状况报告(2015年)显示,超重率和肥胖率呈上升趋势,全国18岁及以上成人超重率为30.1%,肥胖率为11.9%,比2002年分别上升了7.3%和4.8%;6～17岁儿童、青少年超重率为9.6%,肥胖率为6.4%,比2002年分别上升了5.1%和4.3%。2010年的调查结果显示,$BMI \geq 30 \ kg/m^2$者占比为5.7%,2015—2017年调查时$BMI \geq 30 \ kg/m^2$者占比为6.3%,平均腰围从80.7 cm增加到83.2 cm。

4.中国人T2DM的遗传易感性

T2DM的遗传易感性存在种族差异。与高加索人相比,在调整性别、年龄和BMI后,亚裔人群糖尿病的患病风险增加60%。在发达国家及地区居住的华人的糖尿病患病率显著高于高加索人。目前,全球已经定位超过100个T2DM易感位点,包括*KCNJ11*、*PPARG*、*KCNQ1*等,但所发现的高加索人群易感基因中有不到50%在中国人群中能得到验证。在中国人群中还发现了 *PAX4*、*NOS1AP* 等 T2DM 易感基因。利用与中国人 T2DM 显著相关的40个易感位点构建的遗传评分模型,可预测中国人 T2DM 的发生,并揭示遗传易感性主要与胰岛 β 细胞功能减退有关。

三、病因

(1)T1DM 属于自身免疫性疾病,它的发病有两大因素——环境因素和遗传因素。环境因素也就是病毒感染,或由其他原因导致体内的免疫系统对自身分泌胰岛素的β细胞做出攻击,破坏了子细胞,导致胰岛 β 细胞不能制造出足够的胰岛素,从而发展为糖尿病。遗传因素中,母亲患有 T1DM,子女有 2% ~ 3%的风险患 T1DM,而父亲患有 T1DM,子女有 5% ~ 6%的风险患 T1DM。当父母都是隐性糖尿病患者时,子女患 T1DM 的风险就会上升至30%。在遗传因素中,主要是一些易感基因在发挥着作用。总之,T1DM 的发病机制,除了自身遗传因素,外在环境因素也在其中发挥了很重要的作用。

(2)T2DM 的病因为遗传因素、环境因素、胰岛素抵抗、胰岛 β 细胞功能障碍、胰高血糖素、胰岛淀粉样多肽的产生。发病机制为胰岛素分泌缺陷,肝糖输出增加,葡萄糖摄取减少。例如：①胰岛β细胞缺陷；②肝糖输出增加；③肌肉胰岛素抵抗；④脂肪细胞脂解作用增强；⑤胃肠道肠促胰素分泌降低；⑥胰岛α细胞胰高血糖素分泌增加；⑦肾脏葡萄糖重吸收增加；⑧中枢神经系统的胰岛素抵抗。

四、症状

（1）T1DM：通常起病急，有明显的多饮、多尿、多食、消瘦（三多一少）及乏力症状。可伴有视物模糊、皮肤感觉异常和麻木，女性患者可伴有外阴瘙痒。

（2）T2DM：一部分患者亦可出现典型的"三多一少"症状，在体重减轻前常有肥胖史。发病早期或糖尿病前期，可出现午餐前或晚餐前低血糖症状。但不少患者可长期无明显症状，仅于体检时或其他疾病检查时发现血糖升高，或因并发症就诊而诊断为糖尿病。

五、门急诊就医指征

（1）体检发现血糖升高、尿糖阳性者。

（2）已经出现上述"三多一少"症状或者疑似症状的人群。

（3）出现糖尿病并发症或者伴发症的患者。

(4)反复发生低血糖症状者。

(5)原因不明的酸中毒、休克、昏迷、失水等患者。

(6)反复发生感染者。

(7)糖尿病的高危人群:有糖调节受损史,45岁以上,超重或肥胖;有1级亲属患有2型糖尿病;有妊娠期糖尿病病史;患多囊卵巢综合征、长期接受抗精神病药物治疗等。

六、辅助检查

(一)糖代谢异常严重程度或控制程度的检查

1.尿糖测定

大多数采用葡萄糖氧化酶法,测定的是尿葡萄糖,尿糖阳性是诊断糖尿病的重要线索。尿糖阳性只是提示血糖值超过肾糖阈(大约为10 mmol/L),因此尿糖阴性不能排除糖尿病可能。并发肾脏病变时,肾糖阈升高。虽然血糖升高,但尿糖为阴性。妊娠期肾糖阈降低时,虽然血糖正常,尿糖可为阳性。

2.血糖测定和OGTT

血糖升高是诊断糖尿病的主要依据,也是判断糖尿病病情和控制情况的主要指标。血糖值反映的是瞬间血糖状态,常用葡萄糖氧化酶法测定,抽静脉血或取毛细血管血,可用血浆、血清或全血。若血细胞比容正常,血浆、血清血糖较全血血糖可升高15%。诊断糖尿病时必须用静脉血浆测定血糖,治疗过程中,随访血糖控制程度时,可用便携式血糖仪(毛细血管全血测定)。

当血糖高于正常范围而又未达到诊断糖尿病的标准时,须进行OGTT。OGTT应在清晨空腹进行,成人口服75 g无水葡萄糖或82.5 g含一分子水的葡萄糖,溶于250～300 mL水中,5～10 min内饮完,空腹及开始饮葡萄糖水后2 h测静脉血浆葡萄糖。儿童服糖量按每千克体重1.75 g计算,总量不超过75 g。

3.糖化血红蛋白(HbA1)和糖化血浆白蛋白测定

HbA1是葡萄糖或其他糖与血红蛋白的氨基发生非酶催化反应(一种不可逆的蛋白糖化反应)的产物,其含量与血糖浓度呈正相关。HbA1有a、b、c三种亚型,以HbA1c最为主要。正常人HbA1c占血红蛋白总量的3%～6%,不同实验室之间,其参考值有一定差异。血糖控制不良者的HbA1c升高,并与血糖升高的程度相关。由于红细胞在血循环中的寿命约为120天,因此HbA1c反映患者近8～12周总的血糖水平,为糖尿病控制情况的主要监测指标之一。

血浆蛋白(主要为白蛋白)同样可与葡萄糖发生非酶催化的糖化反应而形成果糖胺(fructosamine,FA),其形成的量与血糖浓度相关,正常值为1.7~2.8 mmoL/L。由于白蛋白在血中的浓度稳定,其半衰期为19天,故FA反映患者近2~3周总的血糖水平,为糖尿病患者近期病情监测的指标。

(二)胰岛β细胞功能检查

1.胰岛素释放试验

正常人空腹基础血浆胰岛素水平为35~145 pmol/L(5~20 mU/L),口服75 g无水葡萄糖(或100 g标准面粉制作的馒头)后,血浆胰岛素水平在30~60 min上升至高峰,峰值为基础值的5~10倍,3~4 h恢复到基础水平。本试验反映基础的和葡萄糖介导的胰岛素释放功能。胰岛素测定受血清中胰岛素抗体和外源性胰岛素的干扰。

2.C肽释放试验

方法同上。基础值不小于400 pmol/L,高峰时间同上,峰值为基础值的5~6倍。该试验也反映基础的和葡萄糖介导的胰岛素释放功能。C肽测定不受血清中的胰岛素抗体和外源性胰岛素的影响。

3.其他检测β细胞功能的方法

如静脉注射葡萄糖–胰岛素释放试验可了解胰岛素释放第一时相,胰升糖素–C肽刺激试验反映β细胞储备功能等,可根据患者的具体情况和检查目的而选用。

(三)并发症检查

根据病情需要选用血脂、肝肾功能等常规检查,急性严重代谢紊乱时采用酮体、电解质、酸碱平衡检查,心、肝、肾、脑、眼科及神经系统的各项辅助检查等。

(四)有关病因和发病机制的检查

GAD65抗体、IAA及IA-2抗体的联合检测,胰岛素敏感性检查,基因分析等。

七、并发症及合并症筛查

(一)糖尿病肾病筛查

糖尿病肾病(DKD)常规检查包括血糖检查和尿微量蛋白的检查。对糖尿病患者进行尿常规检查时,若尿微量蛋白为阳性,3~6个月后需重复检查。若尿微量蛋白仍为阳性,该患者可能合并糖尿病肾病。年龄较轻的T2DM患者,若合并蛋白尿,但视网膜病变不明显,身体情况较好,可进行肾穿刺,用于排查患者是否患有糖尿病肾病或原发性肾小球肾病。

(二)糖尿病足(diabetic foot,DF)筛查

①足部外观检查,看足部皮肤和外形是否正常;②周围神经检查,看足部是否有痛觉、温度觉、触觉的减退或丧失,方法包括触觉检查、痛觉检查、温度觉检查和振动觉检查;③下肢动脉检查,主要看下肢血管有无狭窄或闭塞,了解下肢血供情况,包括物理触诊法和仪器检查法。

(三)糖尿病神经病变(diabetic peripheral neuropathy,DPN)筛查

①触觉检查,采用尼龙丝这样的工具,来评估患者的触觉功能是否存在障碍;②痛觉检查,采用大头针这样的工具,来评估患者的痛觉情况;③温度觉检查,采用特殊工具棒,来评估患者的冷热觉情况;④振动觉检查,往往采取音叉的方法,来评估患者的振动觉是否存在障碍;⑤采用叩诊锤来检测患者的踝反射,因为踝反射属于神经病变中比较重要的神经反射。

(四)ASCVD相关检查

已诊断为ASCVD(动脉粥样硬化性心血管疾病)者,直接列为极高危人群,包括急性冠状动脉综合征、稳定性冠心病、血运重建术后、缺血性心肌病、缺血性卒中、短暂性

脑缺血发作(TIA)、外周动脉粥样硬化病等患者。符合如下条件之一者直接列为高危人群:LDL-C(低密度脂蛋白胆固醇)≥4.9 mmol/L,1.8 mmol/L≤LDL-C<4.9 mmol/L且年龄在40岁及以上的糖尿病患者。不符合以上情况的患者,在考虑是否需要调脂治疗时,应按照危险因素个数对未来10年间ASCVD总体发病情况进行危险程度分层,并按照不同组合的ASCVD 10年发病平均危险,按<5%、5%～9%和≥10%分别定义为低危、中危和高危。相关危险因素包括:①收缩压≥160 mmHg或舒张压≥100 mmHg;②非高密度脂蛋白胆固醇≥5.2 mmol/L;③高密度脂蛋白胆固醇<1.0 mmol/L;④体质指数≥28 kg/m²;⑤吸烟。与国外指南不同,中国指南还对ASCVD 10年发病危险为中危且年龄<55岁者增加了评估步骤,需要评估其余生危险。具有以上任何2项及以上危险因素者即定义为高危,这是为了早期识别患者并进行积极干预。

八、诊断依据

(一)糖尿病的诊断

糖代谢状态分类及糖尿病诊断标准,见表1-2、表1-3。

(1)空腹血糖、随机血糖或OGTT 2 h血糖,是诊断糖尿病的主要依据,没有糖尿病典型临床症状时,必须重复检测以确认诊断。

(2)在有严格质量控制的实验室,采用标准化检测方法来测定的HbA1c,可以作为糖尿病的补充诊断标准。

(3)按病因将糖尿病分为T1DM、T2DM、特殊类型糖尿病和妊娠期糖尿病4种类型。

表1-2　糖代谢状态分类(世界卫生组织1999年)

糖代谢状态	静脉血浆葡萄糖/(mmol/L)	
	空腹血糖	糖负荷后2h血糖
正常血糖	<6.1	<7.8
空腹血糖受损	≥6.1, <7.0	<7.8
糖耐量异常	<7.0	≥7.8, <11.1
糖尿病	≥7.0	≥11.1

注:空腹血糖受损和糖耐量异常统称为糖调节受损,也称糖尿病前期;空腹血糖正常参考范围下限通常为3.9 mmol/L。

表1-3　糖尿病的诊断标准

诊断标准	静脉血浆葡萄糖或HbA1c水平
典型糖尿病症状	
加上随机血糖	≥11.1 mmol/L
或加上空腹血糖	≥7.0 mmol/L
或加上OGTT 2 h血糖	≥11.1 mmol/L
或加上HbA1c	≥6.5%
无糖尿病典型症状者,需改天复查确认	

在中国成人中,HbA1c诊断糖尿病的最佳切点为

6.2%～6.5%。为了与WHO诊断标准接轨,推荐在采用标准化检测方法且有严格质量控制(美国国家糖化血红蛋白标准化计划、中国糖化血红蛋白一致性研究计划)的医疗机构,可以将HbA1c≥6.5%作为糖尿病的补充诊断标准。但是,在以下情况下,只能根据静脉血浆葡萄糖水平诊断糖尿病:镰状细胞病、妊娠(中、晚期)、葡萄糖-6-磷酸脱氢酶缺乏症、艾滋病、血液透析、近期失血或输血、促红细胞生成素治疗等。此外,不推荐采用HbA1c筛查囊性纤维化相关糖尿病。

【诊断标准新增项目】

首次将HbA1c正式纳入糖尿病诊断标准中:在有严格质量控制的实验室,采用标准化检测方法测定的糖化血红蛋白,可以作为糖尿病的补充诊断标准。

(二)糖尿病的分型

采用WHO(1999年)的糖尿病病因学分型体系,根据病因学证据将糖尿病分为4种类型,即1型糖尿病(T1DM)、2型糖尿病(T2DM)、特殊类型糖尿病和妊娠期糖尿病。

T1DM包括免疫介导性和特发性T1DM。特殊类型糖尿病包括如下几类:

胰岛β细胞功能单基因缺陷,胰岛素作用单基因缺陷,胰腺外分泌疾病性糖尿病,内分泌疾病性糖尿病,药物或化学品所致糖尿病,感染所致糖尿病,不常见的免疫介导性糖尿病,其他与糖尿病相关的遗传综合征。

九、鉴别诊断

注意鉴别其他原因所致尿糖阳性。肾性糖尿由肾糖阈降低导致,此时尿糖阳性,但血糖OGTT正常。某些非葡萄糖的糖尿如果糖、乳糖、半乳糖糖尿,用班氏试剂(硫酸铜)检测呈阳性反应,用葡萄糖氧化酶试剂检测呈阳性反应。

甲状腺功能亢进症、胃-空肠吻合术后,因碳水化合物在肠道吸收快,可引起进食后0.5～1 h血糖过高,出现糖尿,但FPG和餐后2 h血糖(PBG)正常。弥漫性肝病患者,葡萄糖转化为肝糖原的功能减弱,肝糖原贮存减少,进食后0.5～1 h血糖过高,出现糖尿,但FPG偏低,餐后2～3 h血糖正常或低于正常。急性应激状态时,胰岛素拮抗激素(如肾上腺素、促肾上腺皮质激素、肾上腺皮质激素和生长激素)分泌增加,可使糖耐量降低,出现一过性血糖升高、尿糖阳性,应激过后可恢复正常。

十、治疗

（一）饮食处方

1.成人糖尿病患者饮食原则

（1）食物多样：食物多样是实现合理膳食、均衡营养的基础。种类多样的膳食应由五大类食物组成：谷薯类，包括谷类（含全谷物）、薯类与杂豆；蔬菜和水果；动物性食物，包括畜、禽、鱼、蛋、奶；大豆类和坚果；烹调油和盐。主食要定量，碳水化合物主要来源以全谷物、各种豆类、蔬菜等为好，水果要限量。餐餐都应有蔬菜，每天应达到500 g，其中深色蔬菜占一半以上；天天有奶类和豆类，常吃鱼、禽，适量摄入蛋和畜肉，这些是蛋白质的良好来源；减少肥肉摄入，少吃烟熏、烘烤、腌制等加工肉类制品，控制盐、糖和油的使用量。

（2）能量适宜：体重是反映一段时间内膳食状况和评价人体健康状况的客观指标，也是影响糖尿病发生发展的重要指标。膳食能量是体重管理的核心，也是血糖控制的核心，可根据体重估算。例如一个60 kg轻体力活动的成年女性，其每天能量需要量为1 500～1 800 kcal（1 kcal=4.186 kJ，后文按此换算）。推荐糖尿病患者膳食能量的宏量营养素占总能量比分别为:蛋白质15%~20%、碳水化合物45%~60%、脂肪20%~35%。膳食能量来自谷物、油脂、肉类、蛋类、奶类、坚果、水果、蔬菜等食物。我国成人健康体重的体质指数(BMI)应保持在18.5~23.9 kg/m²。从年龄和降低死亡风险方面考虑,65岁以上老年人可适当增加体重。

(3)主食定量:不宜过多,多选全谷物和低GI(升糖指数)食物,其中全谷物和杂豆类等低GI食物,应占主食的1/3以上。建议糖尿病患者碳水化合物提供能量占总能量的比例为45%~60%,略低于一般健康人;以成年人(1 800~2 000 kcal)为例,相当于一天碳水化合物的总量为200~300 g。但是当初诊或血糖控制不佳时,建议咨询医师或营养指导人员给予个性化指导,调整膳食中的碳水化合物含量,以降低血糖水平或减少降糖药物的使用。血糖水平是碳水化合物、运动量、膳食结构、空腹时间等的综合反映,碳水化合物供能比过低,并不能得到更好的长久健康效益。应经常监测血糖来确定机体对膳食,特别是主食类食物的反应,并及时规划调整。对零食中的谷类食物、水果、坚果等,也应该查看营养成分表中碳水化合物的含量,并计入全天摄入量。调整进餐顺序对控制血糖有利,要养成先吃菜、最后吃主食的习惯。建议记录膳食、运动和血糖水平,提高血糖控制和自我管理的科学规划水平。全谷物、杂豆类、蔬菜等富含膳食纤维、植物化学物,GI较低,含

有丰富的维生素 B_1、维生素 B_2 及钾、镁等矿物质，更耐饥饿，可有效减缓餐后血糖波动。胃肠功能弱的老年糖尿病患者，在富含膳食纤维的全谷物选择上，要注意烹饪方法和用量，减轻消化道负担。碳水化合物的种类和数量，是影响餐后血糖最重要的营养因素。学习食物碳水化合物的含量和互换，规律进餐，是糖尿病患者认识和掌握食物、药物和血糖反应关系的关键措施，是整体膳食合理规划和调整的重点。

(4)清淡饮食：培养清淡口味，每天烹调油使用量宜控制在 25 g 以内，少吃动物脂肪，适当控制富含胆固醇的食物摄入，预防血脂异常。食盐用量每天不宜超过 5 g。同时，注意限制酱油、鸡精、味精、咸菜、咸肉、酱菜等含盐量较高的调味品和食物的使用。足量饮用白开水，也可适量饮用淡茶或咖啡，不喝含糖饮料。

(5)限制饮酒：酒精对 2 型糖尿病患者的血糖控制无益，饮酒会增加 1 型糖尿病患者低血糖的风险，因此不建议糖尿病患者饮酒。

(6)规律进餐：一日三餐及加餐的时间相对固定，定时定量进餐，可避免过度饥饿引起的饱食及中枢反应迟钝导致的进食过量。不暴饮暴食，不随意进食零食、饮料，不过多聚餐，减少餐次。不论在家或在外就餐，根据个人的生理条件和身体活动量，应该饮食有节、科学配置，进行标准化、定量的营养配餐,合理计划餐次和能量分配来安排全天膳食,吃饭宜细嚼慢咽,形成良好的饮食习惯。是否需要加餐、什么时间加餐,以及选择何种零食,应根据患者具体的血糖波动特点来决定。对于病程长、血糖控制不佳、注射胰岛素的 2 型糖尿病和 1 型糖尿病患者,应进行血糖监测,可根据实际情况适当加餐,以预防低血糖的发生。对于消瘦的糖尿病患者及妊娠期糖尿病患者,也可适当安排加餐或零食,以预防低血糖的发生,增加能量摄入,增加体重。

2.营养相关要素对糖尿病的影响

(1)能量:我国 2018 年卫生行业标准《成人糖尿病患者膳食指导》及《中国 2 型糖尿病防治指南(2020 年版)》中,能量推荐摄入标准均建议采用通用系数方法,按照每天 25～30 kcal/kg 标准体重(IBW)计算能量摄入,再根据身高、体重、性别、年龄、活动度、应激状况等调整为个体化能量标准,见表 1-4。

表 1-4　成人糖尿病患者每天能量供给量[kJ/kg(kcal/kg)]

劳动活动强度	体重过低	正常体重	肥胖
重体力活动(如搬运工)	188～209 (45～50)	167(40)	146(35)
中体力活动(如电动安装)	167(40)	125～146 (30～35)	125(30)

劳动活动强度	体重过低	正常体重	肥胖
轻体力活动(如坐式工作)	146(35)	104~125 (25~30)	84~104 (20~25)
休息状态(如卧床)	104~125 (25~30)	84~104 (20~25)	62~84 (15~20)

注:标准体重参考世界卫生组织1999年计算方法:男性标准体重(kg)=[身高(cm)-100]×0.9;女性标准体重(kg)=[身高(cm)-100]×0.9-2.5。根据我国提出的体质指数(BMI)评判标准,BMI≤18.5 kg/m² 为体重过低,18.5 kg/m²<BMI<24.0 kg/m² 为正常体重,24.0 kg/m²≤BMI<28.0 kg/m² 为超重,BMI≥28.0 kg/m² 为肥胖。

(2)碳水化合物:糖尿病患者每天碳水化合物供能比宜为45%~60%。限制碳水化合物饮食,在短期(1年)内有利于2型糖尿病患者的血糖控制,可轻微改善甘油三酯(TG)和高密度脂蛋白胆固醇(HDL-C)水平,未发现长期获益。不推荐1型糖尿病患者选择极低碳水化合物饮食。全谷物碳水化合物替换部分精制谷物,有利于血糖、TG和体重的控制。高膳食纤维饮食(25~36 g/d 或 12~14 g/1 000 kcal),特别是保证可溶性膳食纤维摄入(10~20 g/d),有助于控制1型糖尿病和2型糖尿病患者的血糖,降低全因死亡率。不推荐患者常规添加蔗糖。等能量替换/增加膳食中部分碳水化合物为蔗糖(30~50 g),并不影响血糖控制或胰岛素敏感性。等能量替换碳水化合物为高剂量添加性果糖>50 g,有增加TG的风险。

(3)脂肪:推荐每天膳食总脂肪供能占总热量的20%~

35%。强调脂肪的质量重于比例,限制饱和脂肪酸和反式脂肪酸的摄入,建议饱和脂肪酸摄入量不超过总能量的12%,反式脂肪酸摄入量不超过2%,适当增加多不饱和脂肪酸与单不饱和脂肪酸(MUFA),以取代部分饱和脂肪酸。2型糖尿病患者胆固醇摄入量不宜超过300 mg/d。补充ω-3(n-3)多不饱和脂肪酸有助于降低2型糖尿病患者的TG水平,但对血糖控制的影响尚不明确。

(4)蛋白质:肾功能正常的糖尿病患者,蛋白质摄入量宜占总能量的15%~20%。短期高蛋白饮食有助于改善超重和肥胖糖尿病患者的体重、血脂和血糖。乳清蛋白有助于促进胰岛素分泌,改善糖代谢,维持肌肉含量,并且在短期内更有助于控制体重。植物来源的蛋白质,尤其是大豆蛋白,相比于动物蛋白更有助于降低血脂水平。

(5)维生素及微量元素:补充维生素E对HP2-2基因型的糖尿病患者可能有益,但安全性和长期疗效有待研究。补充叶酸可能有利于血糖保持稳态,降低胰岛素抵抗。在特定情况下,大剂量补充维生素D可轻度降低血糖,但不建议以降糖为目的常规补充维生素D。复合维生素及矿物质联合补充可能对2型糖尿病合并肥胖者的血糖、血脂代谢有益,其有效性仍待进一步研究。铬缺乏可能与糖尿病的发生有关,但尚无一致性证据表明常规补充铬对糖尿病患者的血糖、血脂控制有益。

（6）甜味剂：多项临床研究发现，甜味剂替代等能量的碳水化合物，可减少每天碳水化合物和能量的摄入，可能有益于血糖和体重的控制。成人2型糖尿病患者短期摄入小剂量果糖甜味剂或阿洛酮糖，并不会升高餐后血糖。在血糖控制达标的2型糖尿病患者中，以木糖醇替代葡萄糖对PBG无显著影响。甜菊糖苷、三氯蔗糖、阿斯巴甜、糖精等非营养性甜味剂，对2型糖尿病患者的FBG、HbA1c和BMI无显著影响。

（7）植物化学物：植物化学物为广泛存在于水果、蔬菜、豆类、谷物和茶等植物中的次生代谢产物，按其结构和功能特点可分为多酚、皂苷类、植物雌激素、硫化物、植酸、芥子油苷及胡萝卜素。越来越多的研究表明，长期适量摄入植物化学物，可能通过其较强的抗炎、抗氧化作用对2型糖尿病起到一定的防治作用。植物化学物多酚可能对糖尿病及其并发症的防治有益，原花青素可能对血糖控制有益。大豆异黄酮对男性2型糖尿病患者的血糖及血脂控制可能有益，大豆摄入量与2型糖尿病的发病风险呈负相关。

3.饮食推荐

（1）升糖指数（GI）及血糖负荷（GL）：GI是反映不同种类的食物对血糖影响大小的参数，而GL是GI值和给定食物量中所含有的可用碳水化合物总量的乘积，可用来评价摄入一定数量的某种食物后，对人体血糖影响的程度。低

GI/GL膳食有助于控制血糖,使高GI食物在一天内引起的血糖波动更小。坚持低GI/GL膳食还能形成良好的血糖控制状态,从而有益于糖尿病患者并发症的控制。高GI/GL饮食会显著增加健康人群患2型糖尿病的风险。低GI/GL饮食在控制FBG、PBG和HbA1c方面比高GI/GL饮食更有效,同时不增加低血糖事件的发生率。

以一次性摄入50 g葡萄糖的GI为100,摄入含等量碳水化合物的食物,尤其是以谷、薯、杂豆为主要原料制成的食品后,如果:

GI≤55,为低GI食物;

55<GI≤70,为中GI食物;

GI>70,为高GI食物。

应注意食不过量。低GI食物如果进食过多,也会加重餐后血糖负担;高GI食物并非完全限制食用,适当少食并通过合理搭配也能帮助维持血糖稳态。

各类食物的GI分类见表1-5。

表1-5 各类食物GI分类表

食物分类		食品名称	GI分类
谷类及制品	整谷粒	小麦、大麦、黑麦、荞麦、黑米、莜麦、燕麦、青稞、玉米	低
	谷麸	稻麸、燕麦麸、青稞麸	低
	米饭	糙米饭	中
		大米饭、糯米饭、速食米饭	高

食物分类		食品名称	GI分类
谷类及制品	粥	玉米粒粥、燕麦片粥	低
		小米粥	中
		即食大米粥	高
	馒头	白面馒头	高
	面(粉)条	强化蛋白面条，加鸡蛋面条 硬质小麦面条、通心面、意大利面、乌冬面	低
		全麦面、黄豆挂面、荞麦面条、玉米面粗粉	中
	饼	玉米饼、薄煎饼	低
		印度卷饼、比萨饼(含乳酪)	中
		烙饼、米饼	高
方便食品	面包	黑麦粒面包、大麦粒面包、小麦粒面包	低
		全麦面包、大麦面包、燕麦面包、高纤面包	中
		白面包	高
	饼干	燕麦粗粉饼干、牛奶香脆饼干	低
		小麦饼干、油酥脆饼干	中
		苏打饼干、华夫饼干、膨化薄脆饼干	高
薯类、淀粉及其制品		山药、雪魔芋、芋头(蒸)、山芋、土豆粉条、藕粉、苕粉、豌豆粉丝	低
		土豆(煮、蒸、烤)、土豆片(油炸)	中
		土豆泥、红薯(煮)	高
豆类及其制品		黄豆、黑豆、青豆、绿豆、蚕豆、鹰嘴豆、芸豆	低
		豆腐、豆腐干	低
蔬菜		芦笋、菜花、西蓝花、芹菜、黄瓜、茄子、莴笋、生菜、青椒、西红柿、菠菜	低
		甜菜	中
		南瓜	高
水果及其制品		苹果、梨、桃、李子、樱桃、葡萄、猕猴桃、柑橘、芒果、芭蕉、香蕉、草莓	低

续表

食物分类	食品名称	GI分类
水果及其制品	菠萝、哈密瓜、水果罐头(如桃、杏罐头)、葡萄干	中
	西瓜	高
乳及其制品	牛奶、奶粉、酸奶、酸乳酪	低
坚果、种子	花生、腰果	低
糖果类	巧克力、乳糖	低
	葡萄糖、麦芽糖、白糖、蜂蜜、胶质软糖	高

(2)食物交换份:我国于20世纪90年代起将食物交换份法应用于临床,主要结合我国的膳食特征,以90 kcal(377 kJ)作为1个交换单位制定。在等能量食物的基础上,食物交换份将不同食物种类按其性质和营养成分分成4大类(8小类),每一类中包含若干不同食品的交换单位。

案例:65岁男性,身高1.7 m,体重70 kg,退休。糖尿病病史5年,目前空腹血糖为7.5 mmol/L,餐后2 h血糖为10 mmol/L,血脂正常。

a.计算所需能量:

● 计算标准体重:患者标准体重=170(cm) − 105=65(kg)。

● 查找能量系数:按照标准体重±10%来看,70 kg体重属于正常体重范围,患者属于轻体力劳动者,根据表1-6得到其能量系数为每千克理想体重30 kcal,30×65=1 950(kcal)。

●根据年龄调整能量值：年龄超过50岁者，其基础代谢率降低，能量需求减少，因此每增加10岁，总能量比标准值酌情减少10%。该患者65岁，每天能量摄入减少20%左右，即1 600 kcal左右。

表1-6　糖尿病患者每天能量供给量（kcal/kg体重）

体型	卧床	轻体力	中等体力	重体力
消瘦	20～25	35	40	45～50
正常	15～20	30	35	40
肥胖	15	20～25	30	35

b.确定各类食物的需要量：根据供能营养素的摄入量查表1-7，结合患者的饮食习惯和嗜好选择并交换食物，分配一日三餐。该患者全天需主食250 g、蔬菜500 g、肉蛋豆类150 g、乳类250 mL、油脂2汤匙。

表1-7　不同能量糖尿病饮食内容的交换份

能量		谷薯类		蔬菜类		肉蛋豆类		乳类		油脂类	
千卡	份	份	约重/g	份	约重/g	份	约重/g	份	容积/mL	份	约重/g
1 000	11.5	6	150	1	500	2	100	1.5	250	1	10
1 200	14	8	200	1	500	2	100	1.5	250	1.5	10
1 400	16	9	225	1	500	3	150	1.5	250	1.5	15
1 600	17.5	10	250	1	500	3	150	1.5	250	2	20
1 800	20.5	12	300	1	500	4	200	1.5	250	2	20
2 000	23	14	350	1	500	4.5	225	1.5	250	2	20

最后根据食物交换份数和种类在交换份表中进行选

择,根据患者的饮食习惯选择食物种类的数量,将主食按照1/5、2/5、2/5或者1/3、1/3、1/3的比例均分到早、中、晚三餐中。下面给出各类食物的交换份表。

c.食物交换份:表1-8-1至表1-8-7根据不同类别食物的营养特点,列举了7类食物的换算量。使用者可参考食物交换表和食谱示例,相互交换、合理搭配。

表1-8-1　谷类、薯类食物等量交换份(90 kcal)

类别	主要食物	每份质量/g	质量估算
谷物	大米、面粉、玉米面、杂粮等(干、生,非加工类制品)	23~27	大米1把
主食制品	馒头、花卷、大饼、烧饼、米饭、面包、面条等(不包括干面条)	34~38	馒头约半个米饭半碗面包1片
全谷物	玉米粒(干)、高粱米、小米、荞麦、黄米、燕麦、藜麦、青稞等	23~27	小米1把
杂豆类	绿豆、赤小豆、芸豆、蚕豆、豌豆、眉豆等	23~27	绿豆1把
粉条(丝)及淀粉	粉条、粉丝、团粉、玉米淀粉等	23~27	粉丝1把
糕点和油炸类	蛋糕、江米条、油条、油饼等	20~23	油条1/4根江米条5根
薯芋类	马铃薯、甘薯、木薯、山药、芋头、豆薯等	90~110	马铃薯半个

注:一个主食类交换份可产生90 kcal能量,其中含碳水化合物20 g,蛋白质2 g,脂肪0.5 g。

表1-8-2　蔬菜类等量交换份（90 kcal）

类别	主要食物	每份质量/g	质量估算
蔬菜(综合)	常见蔬菜(不包含腌制、罐头等制品，干制蔬菜需换算)	240～260	—
茄果类	茄子、西红柿、柿子椒、辣椒、西葫芦、黄瓜、丝瓜、冬瓜、南瓜等	360～400	西红柿约2个黄瓜1根
白色叶花茎类菜	白菜、奶白菜、圆白菜、娃娃菜、菜花、白笋、竹笋、百合、鱼腥草等	300～350	奶白菜3把圆白菜半棵
深色叶花茎类菜	油菜、菠菜、油麦菜、鸡毛菜、香菜、乌菜、萝卜缨、茴香、苋菜等(特指胡萝卜素含量>300 μg的蔬菜)	270～300	油菜3把菠菜3把
根茎类	白萝卜、胡萝卜、水萝卜、山药等(不包括马铃薯、芋头等薯芋)	280～320	胡萝卜1根白萝卜半根
鲜豆类	豇豆、扁豆、四季豆、刀豆、豌豆等(新鲜、带荚)	150～170	扁豆2把
蘑菇类(鲜)	香菇、草菇、平菇、白蘑、金针菇等鲜蘑菇	270～300	平菇2把
蘑菇类(干)	香菇、木耳、茶树菇、榛蘑等干制品	25～30	香菇1把

　　注：如混食多种蔬菜，选择蔬菜(综合)的份量；如果单选某类蔬菜，按类确定份量；一个蔬菜类交换份可产生90 kcal能量，其中含糖类17 g，蛋白质5 g。

表1-8-3　水果类等量交换表（90 kcal）

类别	主要食物	每份质量/g	质量估算
水果(综合)	常见水果(不包括糖渍、罐头类制品，干制水果需换算)	140～160	—

续表

类别	主要食物	每份质量/g	质量估算
柑橘类	橘子、橙子、柚子、柠檬等	180～220	橘子2个 橙子1个
仁果、核果、瓜果类	苹果、梨、桃、李子、杏、樱桃、甜瓜、西瓜、黄金瓜、哈密瓜等	160～180	苹果1个
浆果类	葡萄、石榴、柿子、桑椹、草莓、无花果、猕猴桃等	140～160	草莓7颗 猕猴桃2个
枣和热带水果	各类鲜枣、芒果、荔枝、桂圆、菠萝、香蕉、榴梿、火龙果等	70～90	鲜枣7个 香蕉1根 荔枝4颗
干果	葡萄干、杏干、苹果干等	24～28	葡萄干1把

注：如混食多种水果，选择水果（综合）的份量；如果单选某类水果，按类确定份量；一个水果类交换份可产生90 kcal能量，其中含糖类21 g，蛋白质1 g。

表1-8-4　肉类等量交换表（90 kcal）

类别	主要食物	每份质量/g	质量估算
畜肉类（综合）	常见禽畜肉类	40～60	—
畜肉类（纯瘦，脂肪≤5%）	牛里脊、羊里脊等	70～90	约手掌大
畜肉类（瘦，脂肪6%～15%）	猪里脊、牛腱子、羊腿肉等	50～70	牛腱子1块
畜肉类（肥瘦，脂肪16%～35%）	前臀尖、猪大排等	25～35	猪大排1块

类别	主要食物	每份质量/g	质量估算
畜肉类（较肥，脂肪36%~50%）	五花肉、肋条肉等	15~25	五花肉1块
畜肉类（肥，脂肪≥85%）	肥肉、板油等	10~13	肥肉1块
禽肉类	鸡、鸭、鹅、火鸡等	40~60	鸡肉1块
畜禽内脏类	猪肝、猪肚、牛舌、羊肾、鸡肝、鸡心、鸭肫等	60~80	猪肝1块
蛋类	鸡蛋、鸭蛋、鹅蛋、鹌鹑蛋等	50~70	鸡蛋1个
鱼类	鲤鱼、草鱼、鲢鱼、鳊鱼、黄花鱼、带鱼、鲳鱼、鲈鱼等	60~90	鲤鱼1块
虾蟹贝类	河虾、海虾、河蟹、海蟹、河蚌、蛤蜊、蛏子等	100~130	海虾5只河蟹2只

注：如不便判断脂肪含量，选择畜肉（综合）的份量，否则按类确定份量。五花肉、肥肉宜减少食用频次或摄入总量；一个鱼肉蛋类交换份可产生90 kcal能量，其中含蛋白质9 g，脂肪6 g。

表1-8-5　坚果类等量交换表（90 kcal）

类别	主要食物	每份质量/g	质量估算
淀粉类坚果（碳水化合物≥40%）	板栗、白果、芡实、莲子等	24~26	板栗4颗莲子1把
高脂类坚果（脂肪≥40%）	松子、核桃、葵花子、南瓜子、杏仁、榛子、开心果、芝麻等	12~16	葵花子1把杏仁1把核桃2颗
中脂类坚果（脂肪20%~40%）	腰果、胡麻子、核桃（鲜）、白芝麻等	18~22	腰果1把芝麻1把

注：一个油脂类交换份可产生90 kcal能量，其中含脂肪10 g。

表1-8-6 大豆、乳及其制品等量交换表(90 kcal)

类别	主要食物	每份质量/g	质量估算
大豆类	黄豆、黑豆、青豆	18～22	黄豆1把
豆粉	黄豆粉	18～22	2汤勺
豆腐	北豆腐	80～100	1/3盒
	南豆腐	140～160	半盒
豆皮(干)	豆腐干、豆腐丝、素鸡、素什锦等	40～60	豆腐丝1把
豆浆	豆浆	320～350	1杯半
液态乳	纯牛乳(全脂)、鲜牛乳	130～150	2/3杯
发酵乳	酸奶(全脂)	90～110	半杯
乳酪	乳酪、干酪	23～25	1块
乳粉	全脂乳粉	18～20	2瓷勺

注:一个大豆类交换份可产生90 kcal能量,其中含糖类4 g,蛋白质9 g,脂肪4 g。一个乳类交换份可产生90 kcal能量,其中含糖类6 g,蛋白质4 g,脂肪5 g。

表1-8-7 调味料类的盐含量等量交换表(2 000 mg钠或5 g盐)

类别	每份质量/g	钠含量/mg	盐含量/g	主要食物
食用盐	5	2 000	5	精盐、海盐等
鸡精	10	2 000	5	鸡精
味精	24	2 000	5	味精
豆瓣酱类	30	2 000	5	豆瓣酱、辣椒酱、辣酱等
酱油	32	2 000	5	生抽、老抽等
咸菜类	63	2 000	5	榨菜、酱八宝菜、脆雪里蕻、腌萝卜干等

类别	每份质量/g	钠含量/mg	盐含量/g	主要食物
黄酱类	78	2 000	5	黄酱、花生酱、甜面酱、海鲜酱等
腐乳	84	2 000	5	红腐乳、白腐乳、臭腐乳等

d.食物交换份法使用注意事项:在交换食物份时相对比较简单,让吃更自由,然而这个"自由"也是有限度的,需要注意:①同类食品互换,在不同类食品营养素结构相似时,当然也可以互换,比如肉类和豆制品类;②摄入水果需要减少相应的主食量,糖尿病患者血糖水平平稳时,可以摄入适当的水果,但是需要相应减少主食量,由于这两类不是同种食物,因此水果不宜过多,每天摄入200 g即可;③水果和蔬菜不能互换,水果、蔬菜的营养价值不同,一般不宜交换,建议多选择深色蔬菜,营养价值更高,当然这些食物的烹饪方式也很重要。

(3)碳水化合物计数法:碳水化合物计数法是一种控制血糖的辅助饮食管理工具。通过计算一天正餐和点心所摄入的碳水化合物克数,与FBG水平相对准确地联系起来,适用于各种类型的糖尿病。

【碳水化合物计数法使用步骤】

a.确定每天能量需要量:

• 理想体重:

○根据身高确定理想体重:男性理想体重(kg)=身高(cm)-105;女性理想体重=身高(cm)-105-2。

○根据理想和实测体重确定体型:采用实测体重超过理想体重的百分比的办法判断,可按公式(实测体重-理想体重)/理想体重×100%计算。如果实测体重大于标准体重,得到的结果为正值;如果实测体重小于理想体重,得到的结果为负值。得到的结果如果在-10%~+10%,为正常体重或体型;如果在+11%~+20%,为超重;超过20%为肥胖;如果在-11%~-20%,为过轻;低于-20%,为消瘦。也可以根据BMI确定体型,见表1-9。

表1-9　体质指数分类

体型分类		体质指数[体重(kg)/身高(m)²]	与理想体重比较
消瘦	1级	16~17.9	-30%~-21%
	2级	<16	<-30%
体重过轻		18~19.9	-20%~-11%
体重正常		20~25	-10%~+10%
体重超重		25.1~26.9	+11%~+20%
肥胖症	1级	17~29.9	+21%~+32%
	2级	30~40	+33%~+77%
	3级	>40	>+77%

● 根据体力活动水平选择能量系数:确定理想体重和体型后,可根据表1-10确定能量需要量系数。

表1-10　成年糖尿病患者每天能量需要量系数

体型	极轻劳动	轻度劳动	中度劳动	重度劳动
消瘦	30	35	40	45
正常	15～20	30	35	40
肥胖	15	20～25	30	35

● 确定每天能量需要量：将理想体重×表1-10的能量需要量系数，即可得到一天所需要摄入的能量。例如，理想体重为60 kg，体型正常，轻度体力劳动，则每天需要摄入的能量为60×30=1 800（kcal）。如果需要改变体重，可以按照下列方法进行：①减轻体重，从每天能量需要量中减去500 kcal，可以在一周内减轻1磅（约0.5 kg）；②增加体重，在每天的能量需要量基础上再增加500 kcal，可以在一周内增加1磅。

b.确定每天碳水化合物的需要量：每一位糖尿病患者的每天碳水化合物摄入量均不相同，一般来说，应占每天总能量需要量的55%～60%。确定每天能量需要量后，根据下列公式计算：每天所需要的碳水化合物的数量（g）=每天能量需要量×（55%～60%）/4。因为糖尿病健康食谱指南推荐碳水化合物应占总能量摄入量的55%～60%，而每克碳水化合物在体内可产生4 kcal的能量。

案例：一位实际体重为60 kg、身高172 cm的男性糖尿病患者，职业为教师。他每天的能量需要量及碳水化合物

的允许摄入量计算如下:

- 计算理想体重:理想体重为 172(cm) - 105=67 (kg);体型为(60 - 67)/67×100%=-10.4%,基本可计算为正常体重;或计算体质指数:60/1.72^2=20.3(kg/m^2),查表 1-9 得出体型正常的结论。

- 确定能量需要量系数:该患者的职业为教师,属于轻体力劳动者。查表 1-10,每天能量需要量系数为 30 kcal/kg 理想体重。

- 计算每天能量需要量:每天需要量为 67×30=2 010 (kcal)。

- 计算每天允许摄入的碳水化合物数量:每天允许摄入量为 2 010×55%/4=276(g)。

也可以按表 1-11 查出你所需的碳水化合物摄入量,如每天能量需要 1 800 kcal 的糖尿病患者,每天最多可以摄入 240 g 碳水化合物。

现在得到的碳水化合物摄入量是一天允许摄入的总数量,如何按比例分配到每一餐中去,每一位患者要结合自己的情况。三餐不一定要吃相同种类的碳水化合物,但重要的是每天相同餐次应保持碳水化合物的摄入量相同。例如,周一的晚餐吃 70 g 碳水化合物,那么之后的晚餐均应摄入 70 g 碳水化合物,如果周二的晚餐吃 30 g 碳水化合物,肯定不利于对糖尿病的控制。保持每天同一餐次碳水化合物摄入量大致相同是非常重要的。

表1-11　每天允许摄入的碳水化合物数量

每天能量需要量/kcal	每天碳水化合物允许摄入量/g
1 000	135
1 200	165
1 400	195
1 600	225
1 800	240
2 000	270
2 200	300
2 500	345

注:按碳水化合物占能量来源的55%计算,为方便起见,按整数计算。

c.制订适合病情的饮食计划:

●每天碳水化合物的分配:表1-12列出了推荐的糖尿病膳食计划。该表将每天碳水化合物摄入总量科学地分配到一日三餐主餐及点心中。例如,如果每天的能量需要量为1 800 kcal,在能量需要量一栏查到1 800,随之可以查到每天碳水化合物摄入总量为240 g,然后就可以查到每一正餐及点心中应摄入的碳水化合物数量。

表1-12　糖尿病患者每天碳水化合物分配表

每天能量需要量/kcal	每天碳水化合物摄入总量/g	早餐/g	点心/g	午餐/g	午后点心/g	晚餐/g	夜间点心/g
1 000	135	30	15	30	15	30	15
1 200	165	35	20	35	20	35	20

每天能量需要量/kcal	每天碳水化合物摄入总量/g	早餐/g	点心/g	午餐/g	午后点心/g	晚餐/g	夜间点心/g
1 400	195	45	20	45	20	45	20
1 600	225	50	25	50	25	50	25
1 800	240	50	30	50	30	50	30
2 000	270	60	30	60	30	60	30
2 200	300	65	35	65	35	65	35

注:碳水化合物的总能量为方便起见取整数,按总能量的55%计算而得;不必每天均吃6餐,但研究表明,糖尿病患者少食多餐更有利于血糖的控制。

●一天食谱制订范例:掌握了运用碳水化合物交换份制订每天饮食计划的必备知识,接下来要做的就是熟练运用到日常糖尿病患者的饮食管理中。

案例:现以上述成年男性2型糖尿病患者(体重60 kg,身高172 cm,教师)为例,计划一天的饮食。

○确定每天总能量需要量:①先由身高、体重计算理想体重为67 kg;②判断患者的体型为正常体型;③根据患者的职业,查表1-10得到能量需要量系数;④根据能量需要量系数和理想体重计算出该患者每天能量需要量为2 010 kcal。

○确定每天碳水化合物的允许摄入量:按碳水化合物的允许摄入量占全天总能量需要量的55%计算(2 010×55%/4),为276 g。或者查表1-11得出270 g。

○每天碳水化合物摄入量的餐次分配:查表1-12得到碳水化合物在一天各餐中的合理分配。即早餐、午餐和晚餐均为60 g,上午点心、下午点心和夜间点心均为30 g。

○开始计划食谱,见表1-13-1至表1-13-7。

表1-13-1　早餐食谱表(碳水化合物允许摄入量为60 g)

食物	数量	碳水化合物交换份	碳水化合物含量/g
切片面包	2片	2	2×15=30
脱脂牛奶	1杯 (240 mL)	1	1×12=12
煮鸡蛋	1个	0	0
苹果(红富士)	1个(150 g)	1	1×15=15
		合计:57 g	

表1-13-2　上午点心食谱表(碳水化合物允许摄入量为30 g)

食物	数量	碳水化合物交换份	碳水化合物含量/g
饼干	6片	2	2×15=30
水	1杯	0	1×12=12
		合计:30 g	

表1-13-3　午餐食谱表(碳水化合物允许摄入量为60 g)

食物	数量	碳水化合物交换份	碳水化合物含量/g
红烧鳊鱼	鳊鱼1条(重量150 g,可食重量75 g)	0	0
	油1勺(5 g)	0	0

食物	数量	碳水化合物交换份	碳水化合物含量/g
炒菠菜	菠菜100 g	1	1×5=5
	油1勺(5 g)	0	0
排骨萝卜汤	排骨50 g	0	0
	萝卜100 g	1	1×5=5
	油1勺(5 g)	0	0
米饭	1碗(210 g)	3.5	3.5×15≈53
合计:63 g			

表1-13-4 下午点心食谱表(碳水化合物允许摄入量为60 g)

食物	数量	碳水化合物交换份	碳水化合物含量/g
饼干	3片	1	1×15=15
橙子	1个(140 g)	1	1×15=15
水	1杯	0	0
合计:30 g			

表1-13-5 晚餐食谱表(碳水化合物允许摄入量为60 g)

食物	数量	碳水化合物交换份	碳水化合物含量/g
青椒牛肉丝	牛肉70 g	0	0
	青椒50 g	1/2	2.5
	油1勺(5 g)	0	0
开洋(虾皮)刀豆	刀豆100 g	1	1×5=5
	开洋10 g	0	0
	油1勺(5 g)	0	0

食物	数量	碳水化合物交换份	碳水化合物含量/g
	番茄50 g	1/2	2.5
番茄蛋汤	鸡蛋1个	0	0
	油1勺(5 g)	0	0
米饭	1碗(210 g)	3.5	3.5×15≈53
		合计:63 g	

表1-13-6 夜间点心食谱表(碳水化合物允许摄入量为30 g)

食物	数量	碳水化合物交换份	碳水化合物含量/g
餐包	小(30 g)	1	1×15 = 15
脱脂酸奶	1杯(120 g)	1	1×12 = 12
		合计:27 g	

表1-13-7 全天摄入食物的营养分析

餐次	食物	数量	营养成分分析			
			碳水化合物/g	蛋白质/g	脂肪/g	热量/kcal
早餐	切片面包	2片	30	4	0	140
	脱脂牛奶	1杯(240 mL)	12	8	0	80
	煮鸡蛋	1个	0	7	5	75
	苹果(红富士)	1个(150 g)	15	0	0	60
点心	饼干	6片	30	4	—	140
	水	1杯	0	0	0	0
午餐	红烧鳊鱼	鳊鱼1条(重量150 g,可食重量75 g)	0	14	6	110
	油1勺(5 g)		0	0	5	45

餐次	食物	数量	营养成分分析			
			碳水化合物/g	蛋白质/g	脂肪/g	热量/kcal
午餐	炒菠菜	菠菜100 g	5	3	0	—
		油1勺(5 g)	0	0	5	45
	排骨萝卜汤	排骨50 g	0	7	10	120
		萝卜100 g	5	1	0	—
		油1勺(5 g)	0	0	5	45
	米饭	1碗(210 g)	53	7	0	245
点心	饼干	3片	15	2	0	70
	橙子	1个(140 g)	15	0	0	60
	水	1杯	0	0	0	0
晚餐	青椒牛肉丝	牛肉70 g	0	7	5	75
		青椒50 g	2.5	1	0	—
		油1勺(5 g)	0	0	5	45
	开洋刀豆	刀豆100 g	5	3	0	—
		开洋10 g	0	—	—	—
		油1勺(5 g)	0	0	5	45
	番茄蛋汤	番茄50 g	2.5	2	0	—
		鸡蛋1个	0	7	5	75
		油1勺(5 g)	0	0	5	45
	米饭	1碗(210 g)	53	7	0	245
点心	餐包	小(30 g)	15	2	0	70
	脱脂酸奶	1杯(120 g)	12	8	0	80
全天合计占能量需要量的比例			274 (54.2%)	94 (18.6%)	61 (27%)	2 021

4.儿童青少年糖尿病营养管理

(1)营养素推荐摄入:

a.计算每天总能量(kcal)=1 000+年龄×系数(公式系

数：70～100）(1 kcal=4.186 kJ)。公式系数可结合年龄选择：<3岁按100，3～6岁按90，7～10岁按80，>10岁按70，再根据糖尿病患儿的营养情况、体力活动量及应激状况等因素，调整为个体化的能量推荐值（不同年龄段推荐每天营养素摄入量见表1-14）。0～12个月婴儿能量摄入推荐为80～90 kcal/(kg·d)。糖尿病患儿在诊断时需要补充发病前分解代谢的体重丢失，若食欲好可以摄入较高能量，但当体重恢复后，应该减少摄入。对于超重和肥胖的2型糖尿病患儿，推荐在维持健康饮食结构的前提下，减少能量摄入，以帮助减重（但不应低于800 kcal/d）。

表1-14　不同年龄段儿童推荐每天营养素摄入量

年龄（岁）	总能量/kcal	碳水化合物/g	脂肪/g	蛋白质/g
1～3	1 000～1 300	120～180	30～50	35～45
4～8	1 400～1 600	170～220	40～60	45～60
9～13	1 600～1 800	200～250	50～70	60～70
14～18	1 800～2 000	220～280	55～80	70～80

注：1 kcal=4.186 kJ。

b.控制总能量的同时应平衡膳食，每天总能量摄入宜按如下分配：碳水化合物占50%～55%，脂肪占25%～35%，蛋白质占15%～20%。

c.碳水化合物的种类和数量是影响血糖的决定性因素，需要严格控制，但不应低于每天必需摄入量，否则可能严重影响糖尿病儿童的生长发育。蔗糖摄入量最多为总能量的10%,可以选择添加非营养性甜味剂的低糖或无糖食品,以改善甜度和口感,但每天摄入量不应超过4 mg/kg。

d.鼓励摄入各种富含纤维的食物,特别是富含可溶性纤维的蔬菜、水果、豆类、薯类、全谷类食物。推荐糖尿病患儿的膳食纤维摄入量应达到并超过健康儿童的推荐摄入量,具体推荐量为14 g/1 000 kcal(≥1岁),每天最低摄入量为(年龄+5)g。食物加工会造成纤维流失,因此推荐非精制的高纤维食物。

e.推荐单不饱和脂肪酸取代部分饱和脂肪酸供能,宜占总能量的10%~20%,多不饱和脂肪酸的摄入量不超过摄入总能量的10%。饱和脂肪酸及反式脂肪酸的摄入量不应超过供能比的10%。推荐每周1~2次80~120 g鱼的摄入,以提供ω-3多不饱和脂肪酸。若出现高脂血症,则饱和脂肪酸的摄入量应占全天总能量的7%以下,胆固醇摄入量小于200 mg/d,同时增加ω-3多不饱和脂肪酸和膳食纤维的摄入。植物固醇(植物油类、豆类、坚果类)可抑制肠道胆固醇的吸收,从而降低血浆总胆固醇及LDL-C水平,因此推荐5岁以上血脂异常的糖尿病患儿食用。

f.对于1型糖尿病患儿,蛋白质含量分配不应超过总能量的25%。优质蛋白供给应占总蛋白的1/3~1/2,包括鱼肉、瘦肉和奶制品在内的动物蛋白和植物蛋白,如大豆、豆荚和扁豆等。当糖尿病患儿出现持续性微量白蛋白尿时,在保证正常生长发育的前提下,蛋白质摄入量可低于推荐量,但必须保证正常生长发育,推荐蛋白质摄入量为0.8 g/(kg·d)。当肾小球滤过率<60 mL/(min·1.73²)时,则可实施低蛋白饮食治疗,限制蛋白质摄入量在0.6 g/(kg·d)。若由于低蛋白饮食而出现营养不良时,可考虑补充复方α酮酸制剂。复方α酮酸制剂配合低蛋白饮食治疗主要有改善蛋白质代谢紊乱、减轻氮质血症的作用,成人应用剂量为0.12 g/(kg·d),尚无儿童明确应用剂量。

g.除三大营养素外,维生素、矿物质也是食物的重要组成成分。糖尿病患儿每天食盐推荐量:1~3岁为2.5 g/d,4~8岁为3 g/d,≥9岁为3.8 g/d,摄入高限为6 g/d。

(2)营养治疗的具体方法:

a.食物交换份法。

● 食物交换份法的一般步骤。

○首先根据糖尿病患儿每天所需的饮食能量计算每天所需的食物交换份;

○合理分配三大营养素的份数;

○确定四大类(八小类)食物的交换份数;

○确定食物份数的三餐分配,一般按照早、中、晚分别为食物量的1/5、2/5、2/5或均为1/3分配,可从每餐留取部分食物交换份作为加餐。每餐营养均衡,尽量做到每餐均含有碳水化合物、蛋白质、脂肪、纤维素等营养物质;

○最后将食物份数换算为具体食物重量,制订饮食计划。

• 食物交换份法举例。

案例:一名11岁糖尿病患儿的饮食计划。

○确定每天所需能量1 800 kcal,计算所需的食物总交换份数为1 800/90=20份;

○三大营养素的份数:碳水化合物份数=20×(50%～55%)≈1份,脂肪份数=20×(25%～35%)≈5份,蛋白质份数=20×(15%～20%)≈4份;

○各类食物交换份数。

11份碳水化合物分配:谷薯类9份,蔬菜类1份,水果类1份。

5份脂肪分配:油脂类2份,肉蛋类3份。

4份蛋白质分配:大豆类2份,奶类1份,肉蛋类1份。

○三餐食物分配见表1-15。

表1-15 食物交换份举例:11岁糖尿病患儿三餐食物分配

餐次(食物份数)	食物种类(食物份数)	食物重量/g
早餐(4)	谷薯类(2)	50
	奶类(1)	160
	肉蛋类(1)	50
午餐(7.5)	谷薯类(3.5)	87.5
	蔬菜类(0.5)	250
	大豆类(1)	25

餐次(食物份数)	食物种类(食物份数)	食物重量/g
午餐(7.5)	肉蛋类(1.5)	75
	油脂类(1)	10
晚餐(7.5)	谷薯类(3.5)	87.5
	蔬菜类(0.5)	250
	大豆类(1)	25
	肉蛋类(1.5)	75
	油脂类(1)	10
加餐(1)	水果(1)	200

b.碳水化合物计数法:使用碳水化合物计数法,首先需了解和熟悉食物中碳水化合物的含量。主要有两种计算碳水化合物的基本方法,包括以克为单位和以交换份为单位计算。碳水化合物交换份指的是将含有15 g碳水化合物的食物数量(奶类为12 g)作为1份"碳水化合物交换份",根据糖尿病患儿每天需要的"碳水化合物交换份"的量制订饮食计划。常见食物1份碳水化合物交换份的食物数量见表1-16。

表1-16　常见食物1份碳水化合物交换份的食物数量

食物名称	可食量	能量/kcal	蛋白质/g	脂肪/g
馒头、切片面包	35 g	70	2	微量
面粉、大/小米、玉米	20 g	70	2	微量
马铃薯	100 g	70	2	微量
全脂奶	240 mL(奶粉35 g)	150	8	8

食物名称	可食量	能量/kcal	蛋白质/g	脂肪/g
低脂奶	240 mL（奶粉25 g）	120	8	4
脱脂奶	240 mL（奶粉25 g）	80	8	微量
叶类蔬菜	300 g	75	微量	微量
草莓	250 g	60	微量	微量
芒果、哈密瓜、西瓜	180～200 g	60	微量	微量
柚子、菠萝、鸭梨、苹果、葡萄、樱桃	150～160 g	60	微量	微量
桃子、橘子、猕猴桃	120～140 g	60	微量	微量
荔枝、香蕉	70～90 g	60	微量	微量

注：1 kcal=4.186 kJ；除奶类食品外，1份含15 g碳水化合物，奶类食品1份含12 g碳水化合物。

● 基本碳水化合物计数法的计算步骤。

○确定每天能量需要量；

○计算每天碳水化合物需要量：碳水化合物的需要量根据年龄、体力活动情况和总能量水平而定，通常为每天总能量的50%～55%，每克碳水化合物约可产生4 kcal的能量。

○确定每天碳水化合物分配：运用碳水化合物交换份选择食物，制定食谱。

● 基本碳水化合物计数法举例。

案例：一名11岁糖尿病患儿的饮食计划。

○确定每天所需能量1 800 kcal。

○计算所需的碳水化合物交换份数＝1 800×(50%～55%)/4/15≈15份。

○三餐食物分配见表1-17。

表1-17　基本碳水化合物计数法举例:11岁糖尿病患儿三餐食物分配

餐次 （碳水化合物份数）	食物 （碳水化合物份数）	食物量	热量/kcal
早餐(3)	馒头(1.5)	50 g	105
	蔬菜(0.5)	150 g	35
	脱脂奶(1)	240 mL	80
	豆腐干(0)	50 g	70
	鸡蛋(0)	1个	75
午餐(5.5)	大米(4.5)	90 g	315
	蔬菜(1)	300 g	75
	猪瘦肉(0)	150 g	235
	植物油(0)	10 g	90
晚餐(5.5)	大米(4.5)	90 g	315
	蔬菜(1)	300 g	75
	鳕鱼鱼肉(0)	100 g	180
	植物油(0)	10 g	90
加餐(1)	苹果(1)	150 g	60

注:1 kcal＝4.186 kJ。

c.进阶碳水化合物计数法。

• 进阶碳水化合物计数法的计算步骤:

○计算胰岛素-碳水化合物比值(I/Carb)。

I/Carb是指每个单位的胰岛素对应多少克碳水化合

物,比值大小与胰岛素敏感性有关,通常用"450法则"(短效胰岛素)或者"500法则"(速效胰岛素)来计算,I/Carb=450或500/每天胰岛素总剂量。一般将I/Carb起始值设为成人1:15,儿童1:(20~25)。I/Carb用于计算摄入的碳水化合物所对应的胰岛素剂量=摄入碳水化合物量(g)×(I/Carb)。

○计算ISF。

ISF是指1单位速效或短效胰岛素中和血糖的数量,通常用"1 500法则"(短效胰岛素或胰岛素抵抗的患者)或者"1 800法则"(速效胰岛素或胰岛素敏感的患者)来计算,ISF=1 800或1 500/每天胰岛素总剂量/18,一般ISF范围为2~5。通过ISF可以计算将餐前血糖降至目标血糖范围所需的胰岛素剂量。

○计算校正胰岛素剂量。

根据餐前血糖水平高出或低于目标水平的数值,计算胰岛素的校正剂量,计算方法为:校正剂量=(实测血糖-目标血糖)/ISF(血糖单位为mg/dL)。若餐前低血糖,则应先纠正低血糖。纠正低血糖时增加的碳水化合物数量不计入每天总量中。如果餐前血糖在目标范围内,则不需要矫正胰岛素剂量。

○计算餐时胰岛素剂量。

将要摄入的碳水化合物所对应的胰岛素剂量加上校

正胰岛素剂量,即为本餐需要注射的胰岛素剂量。

- 进阶碳水化合物计数法举例。

案例1:一名11岁糖尿病患儿的每天胰岛素总量为25 U(速效+长效),午餐为大米90 g、蔬菜300 g、猪瘦肉150 g、油10 g(碳水化合物总量82.5 g),餐前血糖11 mmol/L(目标血糖7 mmol/L)。

○胰岛素-碳水化合物比值=500/25=20;

○胰岛素敏感系数=1 800/25/18=4;

○校正胰岛素剂量=(11-7)/4=1 U;

○午餐前速效胰岛素剂量=82.5/20+1≈5 U。

案例2:见表1-18。

表1-18 进阶碳水化合物计数法举例

1型糖尿病患儿,王某,7岁,身高105 cm,体重38 kg。应用胰岛素泵,使用门冬胰岛素			
每天基础率:8 U/d	餐前胰岛素:早3.5 U、中3、晚3.5 U	空腹血糖:5.8 mmol/L 早餐后:8.2 mmol/L 早餐时间:6 a.m.	午餐前血糖:6.4 mmol/L 午餐后:7.6 mmol/L 午餐时间:11:30	晚餐前血糖:4.1 mmol/L 晚餐后:6.0 mmol/L 晚餐时间:7 p.m.
患儿晚餐前及餐后2 h有饥饿感			
准备在6 p.m.加餐50 g饼干(CHO 36 g)		9 p.m.加餐苹果100 g(CHO 20 g)	
补充大剂量计算?			
患者血糖达标,每天胰岛素总量:18 U	碳水化合物系数:500/18=28 g/U	6 p.m.加餐饼干:36/28=1.28 U	10 p.m.加餐苹果:20/28=0.7 U

5.妊娠期医学营养治疗

根据孕前BMI和妊娠期体重增长速度指导每天摄入的总能量,制订个体化、合理的膳食方案。控制能量摄入有助于维持血糖水平和妊娠期适宜的体重增长,同时有助于降低巨大儿的风险;但过分限制能量摄入(少于500 kcal/d)会发生酮症,对孕妇和胎儿都会产生不利影响。妊娠早期不低于1 600 kcal/d,妊娠中、晚期以1 800～2 200 kcal/d为宜;伴孕前肥胖者应适当减少能量摄入,但妊娠早期不低于1 600 kcal/d,妊娠中、晚期适当增加。

各类营养素的供能占比:推荐每天摄入的碳水化合物不低于175 g(主食量200 g以上),摄入量占总热量的50%～60%为宜;蛋白质不应低于70 g;饱和脂肪酸不超过总能量摄入的7%;限制反式脂肪酸的摄入;推荐每天摄入25～30 g膳食纤维。

建议妊娠期高血糖孕妇每天的餐次安排为3次正餐和2～3次加餐,早、中、晚三餐的能量应分别控制在每天摄入总能量的10%～15%、30%、30%,每次加餐的能量可以占5%～10%。

保证维生素和矿物质的摄入,有计划地增加富含铁、叶酸、钙、维生素D、碘等的食物,如瘦肉、家禽、鱼、虾、奶制品、新鲜水果和蔬菜等的摄入。

不同食物种类中所含营养素成分有所不同,为便于操作,根据每天热量推荐食物种类,各类食物的推荐摄入量见表1-19。

表1-19 妊娠期高血糖孕妇每天各类食物的推荐摄入量[kcal(份)]

食物种类	推荐每天能量摄入总量及食物交换份			
	1 600 kcal	1 800 kcal	2 000 kcal	2 200 kcal
谷薯类	800(9)	900(10)	920(10)	1 000(11)
蔬菜类	90(1)	90(1)	140(1.5)	200(2)
水果类	90(1)	90(1)	90(1)	100(1)
奶制品	180(2)	270(3)	270(3)	270(3)
肉蛋豆类	270(3)	270(3)	360(4)	360(4)
油、坚果类	170(2)	180(2)	220(2.5)	270(3)
合计	1 600(18)	1 800(20)	2 000(22)	2 200(24)

妊娠期高血糖孕妇应根据孕前BMI制定妊娠期的增重目标,建议孕前正常体重孕妇妊娠期增重8.0～14.0 kg,孕前超重和肥胖孕妇妊娠期增重应减少。我国不同孕前BMI孕妇的推荐妊娠期增重目标见表1-20。

表1-20 我国不同孕前BMI孕妇的推荐妊娠期增重目标

妊娠前BMI分类/（kg/m²）	总增长范围/kg	妊娠早期增长/kg	妊娠中、晚期周体重增长(中位数范围)/kg
低体重（＜18.5）	11.0～16.0	≤2.0	0.46(0.37～0.56)
正常体重（18.5～＜24.0）	8.0～14.0	≤2.0	0.37(0.26～0.48)
超重(24.0～＜28.0)	7.0～11.0	≤2.0	0.30(0.22～0.37)
肥胖(≥28.0)	≤9.0	≤2.0	≤0.30

注:BMI表示体质指数。

6.肥胖患者2型糖尿病的营养管理

T2DM合并超重或肥胖者常见,应予以充分重视。在控制超重或肥胖的基础上,还应注重体重管理的质量。单纯以体质指数作为肥胖的指标不够全面和客观,因此,减重治疗还应评估患者身体成分(尤其是内脏脂肪)的改变,以"减脂增肌"为目的;同时,尽量减少或避免减重过程中的体重波动,使体重长期维持在目标水平。

生活方式干预是减重的基础治疗手段,主要包括合理膳食、增加体力活动和纠正引起能量摄入过度或活动不足的行为和习惯。这些干预措施应该是高强度的(6个月内≥16次),以减轻体重>5%为目标。减重初期,建议由专业团队对患者进行6个月内至少14次综合的生活方式干预指导。对于已实现短期减重目标的患者,应该至少每个月随访1次,以确保长期(≥1年)全面的体重维持,建议持续监测体重(每周或更频繁),继续减少膳食热量,参加高强度的体力活动。体重减轻≥5%即可在血糖控制中获益,持续体重减轻≥7%则可在改善血糖、血压、血脂的综合治疗方面获得最佳效益。

高热量的摄入可能是肥胖与T2DM的共同起源,限制热量摄入达到快速的能量负平衡,可以显著减少肝糖生成,提高胰岛素的敏感性,改善T2DM患者β细胞功能。合理的减重饮食应是在保证膳食营养素均衡的基础上,每天总热量摄入平均减少 500~750 kcal,或限制总热量摄入,女性 1 200~1 500 kcal/d、男性 1 500~1 800 kcal/d,根据个人的基线体重进行调整。饮食方案应该个性化,因为提供相同热量但蛋白质、碳水化合物和脂肪含量不同的饮食,对于减轻体重的效果是相同的,所以只要减少必要的能量摄入就会有效。为了实现体重减轻>5%的目标,短期(3个月)处方极低热量饮食(≤800 kcal/d)的干预方式需谨慎,必须在受过专业训练的医务保健机构人员严密监测下实行,以确保安全。在专业营养师的指导下,采用营养代餐方法能兼顾体重减轻和营养均衡,是非常有益的。

推荐在营养师的指导下,制订基于个人代谢特点和喜好的个体化饮食方案。最常见的3种膳食模式如下。①限制能量平衡膳食(calorie-restricted diet,CRD):每天热量摄入平均降低 30%~50%或减少 500 kcal,或者每天热量摄入限制在 1 000~1 500 kcal;每天摄入蛋白质 1.2~1.5 g/kg、脂肪供能比例 20%~30%、碳水化合物的供能比例 40%~55%。采用营养代餐模式的CRD较全食物CRD更有助于减轻体重、缩小腰围和降低脂肪含量,并保持营养均衡。②高蛋白膳食(high protein diet,HPD):每天蛋白质的供给量一般占供热比的20%以上,或至少 1.5 g/kg 体重。对于单纯性肥胖以及合并高甘油三酯血症者、高胆固醇血症者,HPD较正常蛋白膳食更有利于减轻体重及改善血脂,避免体重反弹;合并慢性肾脏病(CKD)患者不推荐HPD。③间歇性断食(intermittent fasting,IF):"5+2断食"即"轻断食"模式,指一周内5天正常进食,其他2天(非连续)则摄取平常能量的1/4(女性约500 kcal/d,男性约600 kcal/d)的饮食模式。IF模式有利于减轻体重和改善血脂。目前没有足够的证据证明IF和CRD哪一种模式更有利于减少脂肪、改善血压和糖尿病等健康指标。

(二)运动处方

运动治疗要严格掌握适应证和禁忌证,以确保运动安全。绝对适应证:糖耐量减低者、无显著高血糖和并发症的2型糖尿病患者。相对适应证:有微量白蛋白尿、无眼底出血的单纯性视网膜病、无明显自律神经障碍的外周神经病变等轻度合并症者,在饮食指导和药物控制血糖后,再进行运动疗法;无酮症酸中毒的1型糖尿病患者,在调整好饮食和胰岛素用量的基础上进行运动治疗,能有效控制血糖。禁忌证:糖尿病酮症酸中毒、空腹血糖>16.7 mmol/L、增殖性糖尿病视网膜病(PDR)、肾病(血肌酐>1.768 mmol/L)、严重心脑血管疾病(不稳定型心绞痛、严重心律失常、短暂性脑缺血发作)、合并急性感染者。

鼓励2型糖尿病患者每周至少3天完成至少150 min的中等强度的有氧运动,但两次有氧运动间隔不超过2

天。有氧运动包括步行、慢跑、骑自行车、爬山、游泳、跳舞、徒手体操、带哑铃及适当的健身器进行的四肢运动,也可在室内进行跑步机、固定自行车等运动。除了有氧训练,2型糖尿病患者每周应至少进行2～3天中等强度的抗阻训练。同时应强调运动形式多样性及趣味性,鼓励中老年糖尿病患者学习传统体育运动如静松功、木兰拳、太极拳等。鼓励糖尿病患者无论采取何种运动方式都要尽可能增加运动量和日常活动量。

运动强度:为确保锻炼安全有效,运动强度必须控制在已确定的有效范围之内,>80%最大摄氧量($VO_{2\,max}$)的运动存在一定危险性;<50%$VO_{2\,max}$的运动对老年人和心脏病患者适宜。中老年糖尿病患者,由于并发症较多,以50%～60%$VO_{2\,max}$的强度比较适宜。

最常用的评估指标包括靶心率、运动时摄氧量占最大摄氧量的百分数、主观体力感觉分级(RPE)。在最大运动强度情况下,心率和摄氧量呈线性相关。为了方便,常用心率作为指标。RPE亦是一个非常实用的工具,尤其适用于心律失常患者及需要使用药物控制心律者。

靶心率=(最大心率-静息心率)×训练强度+静息心率。

运动频率:3～7次/周。如果每次的运动量较大,可间隔1～2天;如果每次运动量较小且身体允许,则坚持1次/天最为理想。

运动持续时间:低强度、长时间的运动可以收到与高强度、短时间运动同样的效果。推荐每次 20~60 min 有氧运动,有效心率的保持时间至少在 10~30 min,不包括热身和结束后的整理运动。运动强度较大时,持续时间应相应缩短,适于年龄小、病情轻、体力好的患者;强度较小时,持续时间则适当延长,适于年老者和肥胖患者。

运动时机:避免在注射胰岛素和/或口服降糖药物(OAD)发挥最大效应时训练;胰岛素依赖型患者不要在空腹时进行运动。餐后 90 min 进行运动与餐后 60 min 或 30 min 进行运动相比,即时降糖作用最强。

由于运动可增加胰岛素的敏感性和骨骼肌对葡萄糖的摄取,从而影响血糖水平,因此,建议运动治疗过程中,应对治疗药物进行相应的调整。临床上将不论何种原因导致糖尿病患者血糖剧烈地、不规律地波动定义为血糖反应异常(脆性糖尿病),常表现为糖尿病酮症、低血糖或两者交替出现的现象。由于运动的生理效应和血糖反应异常患者的病理生理因素相互叠加,对偶发血糖反应异常者,可以进行临床观察,暂不做特别处理,继续遵循相关指南进行治疗;对频发血糖反应异常者,建议该类患者首先去医院就诊,积极寻找及消除引起血糖反应异常的原因。本着血糖"宁高勿低"的原则,以避免低血糖事件为首要原则。

此外,不恰当的运动可能会带来不良运动反应。最常发生的是低血糖事件,推荐以下急救和预防措施。

(1)现场处理:运动中发生低血糖和迟发性低血糖,均应立即进食含10~15 g糖类的食物,15 min后血糖如果仍<3.9 mmol/L,再予含同等量食物。进食后未能纠正的严重低血糖,应送医疗中心抢救。

(2)防护措施:进行糖尿病和运动相关教育,告知低血糖的紧急处理方式,运动前药物未减量者,运动中需注意补充糖分(如糖水或甜饮料等)。胰岛素注射部位原则上以腹壁脐周为佳,尽量避开运动肌群。长时间运动者,可以在运动过程中进食缓慢吸收的糖类。低血糖的发生与运动前的血糖有关:若运动前血糖<5.6 mmol/L,应进食糖类物质后再运动;睡前血糖<7.0 mmol/L,预示夜间可能会发生低血糖,建议睡前进食一定量的糖类物质。

特殊人群的运动实施

1.妊娠期糖尿病(GDM)运动

妊娠期运动风险低,且对孕妇及胎儿有益。所有无妊娠期运动禁忌证的孕妇均建议妊娠期进行规律运动。无运动禁忌证的孕妇,妊娠期应每周进行5天、每次持续30 min的中等强度运动。妊娠期的运动形式包括有氧运动及抗阻力运动,应避免有身体接触、有摔倒及受伤风险的运动,以及避免在高海拔地区运动。孕期运动以中等强度为宜,即运动时心率达到心率储备(heart rate reserve,HRR)的60%~80%,或感知运动强度评分应为13~14分(表1-21)。运动过程中应保持充足的水分供给,穿宽松的衣服,避免在高温和高湿度环境中运动。对于妊娠期运动强度明显超过指南推荐的孕妇,应在专业人员的指导和监护下进行运动;GDM孕妇若使用胰岛素治疗,需警惕运动引起的低血糖,尤其是孕早期;孕前肥胖孕妇应尽早开始运动,并应从低强度、短持续时间开始,循序渐进。产后应尽早恢复运动锻炼并养成规律的运动习惯。

表1-21　Borg感知运动强度度量表

评分	自觉劳累分级	评分	自觉劳累分级
6	非常非常轻松	14	困难
7		15	
8	非常轻松	16	非常困难
9		17	
10	比较轻松	18	非常非常困难
11		19	
12	有点困难	20	
13			

2.儿童青少年糖尿病运动

身体活动是糖尿病管理的基石,儿童和青少年糖尿病患儿因其血糖变化的复杂性,需要更精准的运动处方指导。T1DM儿童和青少年本身血糖调节能力较差,加上身体活动的不可预测性使此类患儿的血糖管理更具挑战性。不同运动类型对T1DM患儿血糖的影响见图1-1、表1-22,为T1DM儿童和青少年不同运动时机下胰岛素剂量和营养的个性化起始治疗方案,目标是保证患儿运动期间血糖水平控制在5.0～15.0 mmol/L,并预防运动引起的低血糖。T1DM儿童和青少年不同运动类型和运动时血糖的运动前、后餐食胰岛素及夜间基础胰岛素剂量调整的指导建议见表1-23。

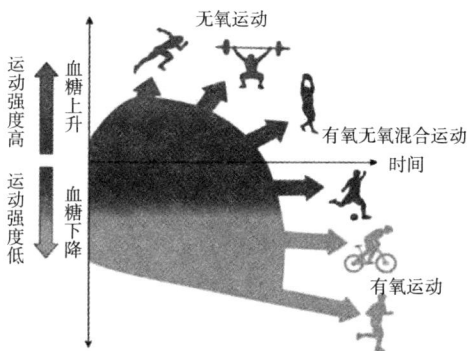

图1-1 T1DM患儿不同类型运动血糖波动示意图

表1-22 不同运动类型的生理特征及对T1DM患儿血糖的影响

运动类型	生理特征	对T1DM患儿血糖的影响*	项目举例
有氧运动	主要为低于乳酸阈值的持续中等强度运动,肌肉对葡萄糖的摄取大于肝脏葡萄糖输出	轻度降低或明显降低	慢跑、散步、远足、骑自行车、划船、游泳、跳健身操
无氧运动	肝脏葡萄糖输出大于肌肉摄取量,以高于乳酸阈值的强度进行最大强度的疲劳运动(5 s至10 min)	轻度升高或明显升高	100 m冲刺跑、50~1 500 m赛跑、举重、1~2 km循环计时赛
有氧与短时间无氧混合运动	中等至高强度有氧运动,期间穿插较短时间(5~30 s)的无氧爆发	轻度降低或无明显变化	篮球、足球、板球、手球、武术
有氧与长时间无氧混合运动	低至中等强度有氧运动,期间穿插较长时间(10~180 s)的无氧爆发	轻度升高或无明显变化	阻力训练、循环训练、体操、冲刺训练(跑步、游泳、骑自行车等)
体育比赛	与日常训练相比,比赛中肝脏葡萄糖输出量明显增加,导致明显高血糖	明显升高	团体或个人游戏/比赛

注:*表示此为一般趋势,个体情况还受其他因素的影响,如机体活性胰岛素、宏量营养素摄入量、运动前血糖水平、既往低血糖发生情况、体能水平、时间、运动强度和持续时间、训练状态、环境条件;T1DM=1型糖尿病。

表1-23 运动时间>30 min时，运动前、后和夜间胰岛素剂量调整和营养建议

运动类型	运动时血糖	运动前		运动后	
		餐时胰岛素（如果在运动前2 h以上进食，应按常规餐时剂量注射，以预防高血糖。如果在运动前2 h内进食，请根据以下建议调整餐时剂量）	餐时胰岛素	夜间基础胰岛素	若16:00后运动且持续时间>30 min，选择以下1个或2个选项。如血糖<10.0 mmol/L，建议根据以下剂量增加摄入低升糖指数碳水化合物，且睡前无须追加胰岛素；如血糖<7.0 mmol/L，则在碳水化合物基础上额外增加15 g蛋白质
有氧运动	>15.0 mmol/L	-25%	-25%	不变	碳水化合物0.2 g/kg
	5.0~15.0 mmol/L	-50%	-50%	-20%	碳水化合物0.4 g/kg
	<5.0 mmol/L	-75%	-75%	40%	碳水化合物0.6 g/kg
混合运动	>15.0 mmol/L	-25%	不变	不变	碳水化合物0.2 g/kg
	5.0~15.0 mmol/L	-50%	-25%	-20%	碳水化合物0.4 g/kg
	<5.0 mmol/L	-75%	-50%	-40%	碳水化合物0.6 g/kg
无氧运动	>15.0 mmol/L	不变	不变	不变	碳水化合物0.2 g/kg
	5.0~15.0 mmol/L	-25%	-25%	-20%	碳水化合物0.4 g/kg
	<5.0 mmol/L	-50%	-50%	-40%	碳水化合物0.6 g/kg

注：本表为每天多次注射胰岛素剂量调整和营养建议。胰岛素泵剂量调整和营养建议与之基本相似。

运动时补充营养既要保证能量摄入满足运动所需,不发生运动期间低血糖事件,还要尽可能使血糖稳定,减少过度高血糖。运动时间 > 30 min 时,不同运动时机下的营养补充建议见表1-24。

表1-24 运动时间>30 min时,运动前、中、后营养补充建议

项目	运动前	运动中	运动后	睡前
营养补充建议	·为减少循环胰岛素并最大限度储存糖原,降低运动时低血糖风险,应尽量在运动前至少180 min进餐(膳食内容同运动后) ·如果未在运动前180 min内进餐,应尽可能在运动前60～90 min 内进餐,以降低运动前高血糖风险	·运动期间频繁测血糖时,选择高升糖指数碳水化合物 ·运动期间不常或从不测血糖时,选择中等升糖指数碳水化合物	运动后90 min内进食,优先摄入蛋白质	16:00后运动且持续时间≥30 min:血糖<10 mmol/L时补充碳水化合物;血糖<7 mmol/L时补充碳水化合物 + 蛋白质
膳食内容	运动前60～90 min膳食内容:碳水化合物1.0～1.5g/kg,低蛋白质,低脂肪	碳水化合物摄入量根据运动前设定的血糖目标、运动前和运动中指尖血糖、体质量计算,详见原指南附表(2022 ISPAD临床实践指南·儿童青少年糖尿病患者运动)	膳食内容:碳水化合物1～4g/kg,蛋白质≥15g,中等脂肪	零食内容:中低升糖指数碳水化合物0.4g/kg,蛋白质15g

运动时,混合闭环(hybrid closed loop, HCL)胰岛素泵系统可自主完成"血糖持续监测–胰岛素自动输出"过程,

不同品牌HCL胰岛素泵系统均可在运动前设置血糖阈值，目的是通过调整胰岛素输送算法使患者在运动期间维持较高的血糖水平。运动前HCL胰岛素泵系统使用策略见表1-25。

表1-25　运动前HCL胰岛素泵系统使用策略

项目	使用策略
运动前餐时胰岛素减量	运动前餐时胰岛素剂量减少25%(否则运动前血糖将升高，胰岛素自动输送增加，IOB升高)
运动前血糖阈值	·运动前1~2 h设定 ·运动结束时恢复 ·如果低血糖风险增加，运动恢复过程中保持较高的血糖阈值1~2 h
运动开始前降低IOB	运动前至少3 h摄入主餐
胰岛素泵暂停或断开	胰岛素泵避免长时间(>120 min)暂停(否则增加高血糖或酮症风险)

注:IOB=活性胰岛素。

关于几类高风险运动的建议如下。①开放水域游泳、冲浪、帆船类项目:此类运动项目使身体暴露在低温和水中,需断开胰岛素泵,可能增加患者发生高血糖和酮症酸中毒的风险。②冬季冰雪运动与夏季运动:高温环境可能增加胰岛素吸收率,而低温环境则有相反效果。高温环境运动需更多能量消耗,使血糖水平迅速下降,而低温可能降低血糖测量精度,导致血糖测定不准确。因此,在这两类环境下运动时需特别注意。③高海拔运动(如高山滑雪、攀岩、登山):高海拔引起的厌食症和能量消耗增加可能导致血糖异常,同时运动和压力也会影响激素负反馈反应。④潜水运动:儿童和青少年糖尿病患儿务必在潜水前60 min、30 min和10 min及潜水后立即测定血糖,同时身边备好胰岛素与碳水化合物,便于及时注射或补充。

3.其他特殊人群的运动实施

糖尿病的血管并发症包括大血管并发症和微血管并发症。前者主要指累及心、脑、肢体等的大血管的病变,如冠心病、糖尿病性心肌病、高血压、脑血管疾病(CVD),以及闭塞性动脉硬化症等。已确诊的糖尿病合并心血管疾病并非运动的绝对禁忌证,应尽可能在有监督的心脏康复计划下进行运动。建议糖尿病合并心脏病患者一般以较低运动强度运动,每次为20~45 min,最长不超过1 h,每周以3~4次为宜。而糖尿病合并自主神经病变的患者,应先判断是否适合进行运动治疗,运动的实施应在专业人员的指导和监督下进行。

(三)稳定期药物治疗原则及监测项目、随访频率

评估糖尿病病情及并发症发生风险,是确定糖尿病治疗策略的基础。初诊时及以后每年建议评估1次。评估内容包括病史、体格检查及辅助检查等。

• 病史:要详细询问糖尿病、并发症和伴随疾病的临床症状;了解既往治疗方案和血糖控制情况;了解既往高血压、

心脑血管疾病、血脂异常等合并症情况；了解糖尿病家族史情况；了解生活方式，包括吸烟、饮酒、运动、饮食情况等。

●体格检查：身高、体重、计算 BMI、腰围、血压、128 Hz 音叉震动觉检查、10 g 尼龙单丝压力觉检查、踝反射、足外观、足背动脉搏动及视力等。

●辅助检查：空腹血糖、餐后 2 h 血糖、TG、TC、LDL-C、HDL-C、肝肾功能、尿常规、HbA1c、GA、UACR（尿白蛋白/肌酐比值）、心电图、神经病变相关检查和眼底检查等。

1.降糖药物治疗

（1）对确诊的 2 型糖尿病患者，在饮食管理和运动治疗的同时，应及时启动降糖药物治疗。首先综合患者的年龄、病程、血糖、体重、低血糖风险、肝肾功能、并发症、伴发疾病、经济能力、接受意愿等，制定个体化的血糖控制目标，然后结合药品的具体特点选择不同的联合治疗方案。针对不同患病特征的 T2DM 人群的 OAD 二联治疗流程图见图 1-2。

应选择安全、有效、能使血糖达标并维持达标的降糖药物，二甲双胍是大多数 2 型糖尿病患者控制高血糖的一线药物和药物联合中的基本药物。经足量口服降糖药物联合治疗后 HbA1c 不能达标的患者，可开始口服药和注射降糖药（GLP-1RA 或胰岛素）的联合治疗。2 型糖尿病的降糖治疗见图 1-3。

评估患者病情 → 包括年龄 病程 血糖（HbA1c、空腹血糖、餐后血糖）、体重、低血糖风险 肝肾功能 并发症 伴发疾病 经济能力 接受意愿等

制订HbA1c目标

严格：<6.5%或接近正常	一般：<7.0%	宽松：<8.0%或更为宽松

生活方式＋二甲双胍

二甲双胍单药治疗且经充分剂量调整治疗3个月仍未达标，或患者初诊HbA1c≥7.5%伴有明显的"三多一少"症状时

▲ 启动联合治疗

合并ASCVD、HF或CKD

如果eGFR符合条件依然具有明确获益证据的SGLT2抑制剂

如SGLT2抑制剂不耐受或eGFR不符合条件

· DPP-4抑制剂
· α-糖苷酶抑制剂
· 磺脲类格列奈类
· 噻唑烷二酮类

合并超重或肥胖

优先选合能明确减重或不增加体重的药物

SGLT2抑制剂 或 α-糖苷 或 DPP-4抑制剂

· 磺脲类格列奈类
· 噻唑烷二酮类

未合并ASCVD、HF或CKD

低血糖风险最小化

DPP-4抑制剂 或 α-糖苷 或 SGLT2抑制剂 或 噻唑烷二酮类（中无症状）

如果用上述某一药物不耐受或存在禁忌证

可加用上述及的其他药物或加用磺脲类格列奈类

若无特殊考虑

以下药物均可选择

磺脲类格列奈类 或 噻唑烷二酮类

DPP-4抑制剂 或 α-糖苷酶抑制剂

SGLT2抑制剂

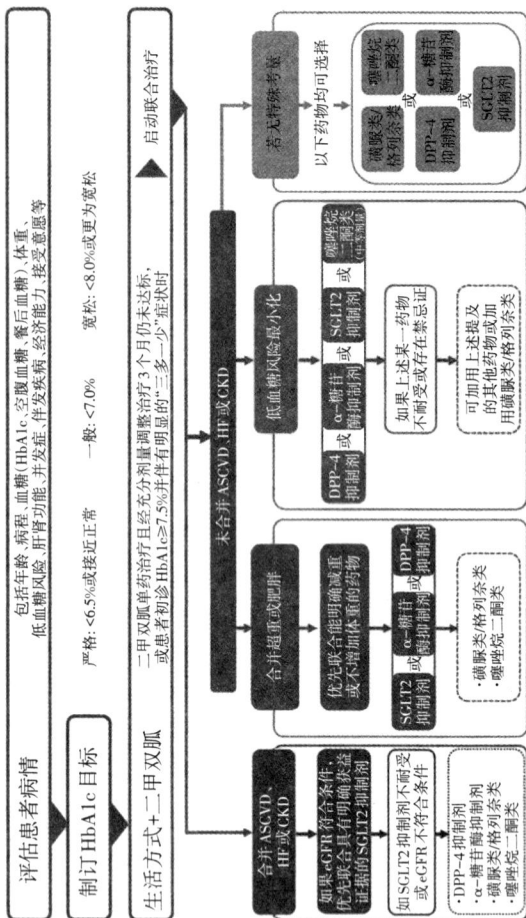

图1-2 针对不同患病特征的T2DM人群的OAD二联治疗流程图

◉ 2型糖尿病的降糖治疗

📷 起始用单药治疗,除非:

A1C≥9%,考虑双药联合治疗

A1C≥10%,血糖≥300 mg/dL,或者患者有明显的症状,考虑联合注射治疗(见后文图1-4)

📷 单药治疗 二甲双胍   🖎 生活方式干预

疗效	高
低血糖风险	低
对体重的影响	中性/减轻
不良反应	胃肠道反应/乳酸酸中毒
费用	低

单药治疗约3个月后,如果A1C未达标,进行双药联合治疗(用药选择依据患者和疾病相关的各种因素)

📷 双药联合治疗 二甲双胍+   🖎 生活方式干预

	磺脲类 (SU)	噻唑烷二酮类 (TZD)	DPP-4抑制剂(DPP-4i)	SGLT2抑制剂(SGLT 2i)	GLP-1受体激动剂(GLP-1RA)	胰岛素 (基础)
疗效	高	高	中等	中等	高	最高
低血糖风险	中等	低	低	低	低	高
对体重影响	增加	增加	中性	减轻	减轻	增加
不良反应	低血糖	水肿、心力衰竭、骨折	罕见	紧尿、家路重、家路	胃肠道反应	低血糖
费用	低	低	高	高	高	高

双药联合治疗约3个月后,如果A1C未达标,进行三药联合治疗(用药选择依据患者和疾病相关的各种因素)

📷 三药联合治疗 二甲双胍+   🖎 生活方式干预

磺脲类(SU)	噻唑烷二酮类 (TZD)	DPP-4抑制剂(DPP-4i)	SGLT2抑制剂(SGLT 2i)	GLP-1受体激动剂(GLP-1RA)	胰岛素 (基础)
TZD	SU	SU	SU	SU	SU
or DPP-4i	or DPP-4i	or TZD	or TZD	or TZD	or DPP-4i
or SGLT2i	or SGLT2i	or SGLT2i	or SGLT2i	or SGLT2i	or SGLT2i
or GLP-1RA	or GLP-1RA	or GLP-1RA	or GLP-1RA	or GLP-1RA	or GLP-1RA
or 胰岛素	or 胰岛素	or 胰岛素	or 胰岛素	or 胰岛素	

三药联合治疗约3个月后,如果A1C未达标:
(1)口服降糖药联合的患者,转向接受基础胰岛素或GLP-1受体激动剂;
(2)接受GLP-1受体激动剂的患者,增加基础胰岛素;
(3)接受最佳剂量基础胰岛素治疗的患者,增加GLP-1受体激动剂或餐时胰岛素。二甲双胍治疗需要维持,其他口服药物可以根据患者情况选择停用,以避免不必要的复杂或花费昂贵的方案(例如,加第四种降糖药物)。

🖉 联合注射治疗 见后文图1-4

图1-3 2型糖尿病的降糖治疗

有高血糖症状(如多尿或多饮)、持续分解代谢证据(如出现无明显诱因的体重明显下降)、HbA1c(>10%)或血糖(>16.7 mmol/L)水平很高的患者,应考虑尽早启动胰岛素治疗。2型糖尿病的联合注射治疗见图1-4。

某些特殊人群中进行联合治疗时的推荐:①合并ASCVD、HF或CKD的T2DM患者,推荐首选SGLT2抑制剂(如eGFR符合条件,详见表1-26)与二甲双胍联合的方案;②尽管SGLT2抑制剂能为T2DM合并ASCVD高危患者带来心血管获益,但在中重度肾功能不全患者中的降糖疗效减低,故不推荐使用SGLT2抑制剂;③T2DM合并超重或肥胖患者,宜选用减轻体重或至少是不增加体重的药物(如SGLT2抑制剂、α-糖苷酶抑制剂或DPP-4抑制剂)与二甲双胍联合的方案;④老年T2DM患者常有多种并发症或伴发疾病,易发生低血糖,推荐二甲双胍、α-糖苷酶抑制剂或DPP-4抑制剂作为一线治疗药物或选择以此为基础的联合治疗方案;⑤利格列汀、罗格列酮单药治疗可在T2DM合并CKD患者中全程使用,无须调整剂量,但罗格列酮需警惕HF风险增加的问题;使用其他降糖药物时,应根据患者的eGFR调整剂量。

◉ 2型糖尿病的联合注射治疗

起始基础胰岛素
通常加上二甲双胍+/-其他非胰岛素药物
起始: 10 U/d或0.1~0.2 U/(kg·d)
调整: 10%~15%或2~4单位,每周1~2次,直到达到空腹血糖(FBG)目标。
出现低血糖:发现和解决原因;如果无明确原因,降低剂量4个单位或10%~20%。

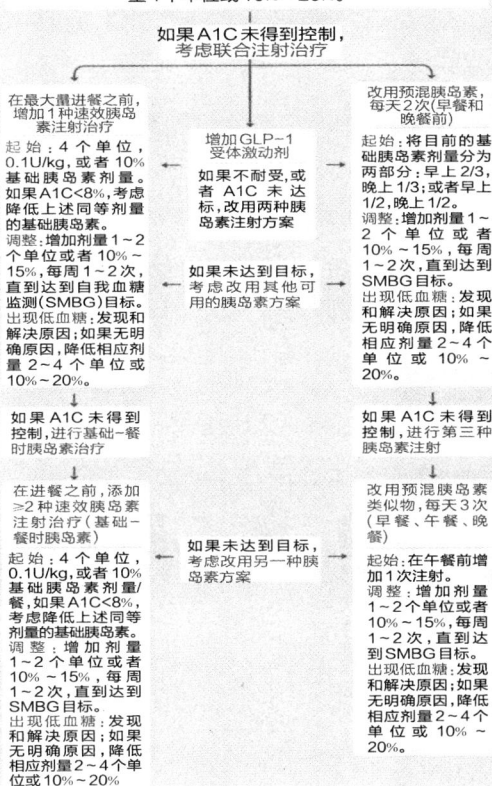

如果A1C未得到控制,
考虑联合注射治疗

在最大量进餐之前,增加1种速效胰岛素注射治疗

起始: 4个单位,0.1U/kg,或者10%基础胰岛素剂量。如果A1C<8%,考虑降低上述同等剂量的基础胰岛素。
调整:增加剂量1~2个单位或者10%~15%,每周1~2次,直到达到自我血糖监测(SMBG)目标。
出现低血糖:发现和解决原因;如果无明确原因,降低相应剂量2~4个单位或10%~20%。

增加GLP-1受体激动剂

如果不耐受,或者A1C未达标,改用两种胰岛素注射方案

如果未达到目标,考虑改用其他可用的胰岛素方案

改用预混胰岛素,每天2次(早餐和晚餐前)

起始:将目前的基础胰岛素剂量分为两部分:早上2/3,晚上1/3;或者早上1/2,晚上1/2。
调整:增加剂量1~2个单位或者10%~15%,每周1~2次,直到达到SMBG目标。
出现低血糖:发现和解决原因;如果无明确原因,降低相应剂量2~4个单位或10%~20%。

如果A1C未得到控制,进行基础-餐时胰岛素治疗

如果A1C未得到控制,进行第三种胰岛素注射

在进餐之前,添加≥2种速效胰岛素注射治疗(基础-餐时胰岛素)

起始:4个单位,0.1U/kg,或者10%基础胰岛素剂量/餐,如果A1C<8%,考虑降低上述同等剂量的基础胰岛素。
调整:增加剂量1~2个单位或者10%~15%,每周1~2次,直到达到SMBG目标。
出现低血糖:发现和解决原因;如果无明确原因,降低相应剂量2~4个单位或10%~20%。

如果未达到目标,考虑改用另一种胰岛素方案

改用预混胰岛素类似物,每天3次(早餐、午餐、晚餐)

起始:在午餐前增加1次注射。
调整:增加剂量1~2个单位或者10%~15%,每周1~2次,直到达到SMBG目标。
出现低血糖:发现和解决原因;如果无明确原因,降低相应剂量2~4个单位或10%~20%。

图1-4　2型糖尿病的联合注射治疗

表1-26 已在中国上市的Met、DPP-4i、SGLT2i种类及在DM患者肝肾功能不全的的剂量调整

药物	服药频次	肝功能不全剂量调整			血清转氨酶>3×ULN	肾功能不全剂量调整 [eGFR,ml/(min·1.73m²)]			
		轻度	中度	重度		eGFR≥60	45≤eGFR<60	30≤eGFR<45	eGFR<30
Met									
Met	普通片/肠溶片/胶囊,2~3次/d;缓释片/胶囊,1次/d	无须调整	无须调整	避免使用	避免使用	无须调整	剂量减少	禁用	禁用
DPP-4i									
西格列汀	1次/d	无须调整	无须调整	缺乏使用经验,预计不会产生影响	无须调整	无须调整	无须调整	剂量减半,50 mg/d	剂量减至1/4,25 mg/d
沙格列汀	1次/d	无须调整	无须调整	无须调整	无须调整	无须调整	无须调整	剂量减半,2.5 mg/d	剂量减半,2.5 mg/d;使用经验有限,需谨慎
维格列汀	2次/d	避免使用	避免使用	避免使用	避免使用	无须调整	剂量减半,50 mg/d	剂量减半,50 mg/d	剂量减半,50 mg/d
利格列汀	1次/d	无须调整	无须调整	无须调整	无须调整	无须调整	无须调整	无须调整	无须调整
阿格列汀	1次/d	肝功能检验结果异常者使用应慎用	无须调整	无须调整	无须调整	无须调整	剂量减半,12.5 mg/d	剂量减半,12.5 mg/d	剂量减至1/4,6.25 mg/d
SGLT2i									
达格列净	1次/d	无须调整	无须调整	缺乏使用经验	—	无须调整	无须调整	不建议使用	禁用
卡格列净	1次/d	无须调整	无须调整	缺乏使用经验	—	无须调整	剂量限制,100 mg/d	不建议使用	禁用
恩格列净	1次/d	无须调整	无须调整	缺乏使用经验	—	无须调整	无须调整	不建议使用	禁用
艾托格列净	1次/d	无须调整	无须调整	缺乏使用经验	—	无须调整	不建议使用	不建议使用	禁用

(2)血糖控制目标。

血糖控制的标准为在最小发生低血糖风险的情况下，应使患者的血糖尽可能接近正常水平。因此血糖控制目标应考虑：患者的年龄、患者本人或其家庭管理和认知能力、血糖监测频率及就诊方便性与积极性。根据糖尿病的类型、患者年龄、健康状况、用药情况等，1型糖尿病、2型糖尿病、老年糖尿病等不同类型糖尿病患者血糖控制指标见表1-27至表1-29。

表1-27　1型糖尿病患者血糖控制指标

	儿童/青春期				成人
	正常	理想	一般	高风险	理想
治疗方案		维持	建议/需要调整	必须调整	维持
HbA1c	<6.1%	<7.5%	7.5%~9.0%	>9.0%	<7.0%
血糖/(mmol/L)					
空腹	3.9~5.6	5~8	>8	>9	3.9~7.2
餐后	4.5~7.0	5~10	10~14	>14	5~10.0
睡前	4.0~5.6	6.7~10	10~11　<6.7	>11或　<4.4	6.7~10
凌晨	3.9~5.6	4.5~9	>9　　<4.2	>11或　<4.0	

血糖目标应该个体化，较低的血糖目标应评估效益-风险比；出现频繁低血糖或无症状低血糖时，应调整控制目标；餐前血糖与HbA1c不相符时，应测定餐后血糖。

表1-28　2型糖尿病、妊娠期糖尿病及围手术期血糖控制指标

患者病情	血糖/(mmol/L)		HbA1c
2型糖尿病	空腹4.4~7.0	非空腹血糖<10.0	<7.0%
妊娠期糖尿病	空腹3.3~5.3	餐后2h<6.7	<6.0%

续表

患者病情	血糖/(mmol/L)		HbA1c
术前	空腹<7.8	餐后2 h<10	—
术中	维持5.0~11.0		—
中小手术后	空腹<7.8	随机血糖<10.0	
术后需要重症监护	维持7.8~10.0		—

表1-29　根据患者健康状况分层的老年糖尿病患者血糖

患者临床特点/健康状况	评估	合理HbA1c目标	空腹血糖/(mmol/L)	睡前血糖/(mmol/L)
健康(合并较少的慢性疾病,完整的认知和功能状态)	较长的预期寿命	7.5 %	5.0~7.2	5.0~8.3
复杂/中等程度的健康(多种并存的慢性疾病,或2项以上的日常活动能力受损,或轻到中度的认知功能障碍)	中等长度的预期寿命,高治疗负担,低血糖风险较高,跌倒风险高	8 %	5.0~8.3	5.6~10.0
非常复杂/健康状况较差(需要长期护理,慢性疾病终末期,或2项以上的日常活动能力受损,或轻到中度的认知功能障碍)	有限的预期寿命,治疗获益不确定	8.5 %	5.6~10.0	6.1~11.1

(3)自我血糖监测的具体频率和时间点。

自我血糖监测(self-monitoring of blood glucose,SMBG)的监测频率和时间要根据患者病情的实际需要来决定,建议监测的时间点适用范围见表1-30。

表1-30 各时间点血糖的适用范围

时间	适用范围
餐前血糖	血糖水平很高,或有低血糖风险时(老年人、血糖控制较好者)
餐后2h血糖	空腹血糖已获良好控制,但HbA1c仍不能达标者;需要了解饮食和运动对血糖的影响者
睡前血糖	注射胰岛素的患者,特别是晚餐前注射胰岛素的患者
夜间血糖	胰岛素治疗已接近达标,但空腹血糖仍偏高者;或疑有夜间低血糖者
其他	出现低血糖症状时,应及时监测血糖;剧烈运动前后宜监测血糖

• 胰岛素治疗患者的自我血糖监测方案

目前大多数指南推荐,对于正在使用胰岛素治疗的患者,可根据不同的治疗制订个体化监测血糖的方案,具体见表1-31。

表1-31 胰岛素注射患者的血糖监测方案

血糖监测	空腹	早餐后	午餐前	午餐后	晚餐前	晚餐后	睡前
多次胰岛素注射治疗的患者							
未达标	×	×	√	×	√	×	×
已达标	×			×		×	×
基础胰岛素治疗的患者							
未达标							
每周3天	×						
复诊前一天	×	×		×		×	×
已达标							
每周3天	×	×				×	
复诊前一天	×	×		×		×	×

血糖监测	空腹	早餐后	午餐前	午餐后	晚餐前	晚餐后	睡前
每天2次预混胰岛素注射液的患者							
未达标							
每周3天	×				×		
复诊前一天	×	×		×		×	×
已达标							
每周3天	×				×		
复诊前一天	×	×		×		×	×

注:"×"需测血糖的时间;"√"可以省去测血糖的时间。

- 非胰岛素治疗患者的自我血糖监测

非胰岛素治疗的2型糖尿病患者,应根据治疗方案和血糖控制水平来决定测血糖的次数和时间点,具体见表1-32。

表1-32 非胰岛素治疗患者自我血糖监测方案

时间	空腹	早餐后	午餐前	午餐后	晚餐前	晚餐后	睡前
短期强化监测							
周一							
周二							
周三	×	×	√	×	×	×	√
周四	×		√	×	×	×	√
周五	×		√	×	×	×	√
周六							
周日							
交替自我监测							
周一	×	×					
周二			×	×			

时间	空腹	早餐后	午餐前	午餐后	晚餐前	晚餐后	睡前
周三					×	×	
周四	×	×					
周五			×	×			
周六					×	×	
周日	×	×					
餐食配对监测							
周一	×	×					
周二							
周三			×	×			
周四							
周五					×	×	
周六							
周日							

注:"×"需测血糖的时间;"√"可以省去测血糖的时间。

对于短期强化治疗患者,监测方案为每周3天,每天监测5~7个时间点的血糖,包括餐前、餐后及睡前。在获得充分的血糖数据并进行治疗之后,可以减少到每天2次,分别测一餐的餐前餐后血糖,每天交替测三餐。同时还可以建议采用餐食配对方案,每周3天,分别配对监测早餐、午餐和晚餐前后的血糖,患者可以了解饮食和治疗措施对血糖的影响。

自我血糖监测可反映实时血糖水平、评估药物治疗和生活方式改善对血糖的影响,有利于为患者制订个体化治疗方案,提高治疗的有效性。同时也能预防和减少无症状性低血糖和高血糖的发生,提高治疗安全性。身为医务人员,需要加强对患者的宣教,使其学会规范操作和正确选择血糖仪,应使患者充分掌握自我血糖监测手段,提高患者对自我血糖管理的依从性。可以让糖尿病患者了解自身血糖水平,激发患者改变生活方式、参与糖尿病自我管理的积极性,从而提高疾病的治疗效果。

(4)健康管理流程。

基层医疗卫生机构应承担糖尿病的健康教育、筛查、诊断、了解等健康管理工作,识别出不适合在基层诊治的糖尿病患者并及时转诊。基层糖尿病健康管理流程图见图1-5。

2.其他特殊情况降糖药物治疗

(1)儿童和青少年糖尿病降糖药物治疗。

a.儿童青少年2型糖尿病药物治疗。

随着生活方式的改变、肥胖人群比例的增加,2型糖尿病在儿童青少年人群中的发病率不断上升。仍然建议以改变生活方式为主,其中二甲双胍是首选药物。

起始治疗:如果HbA1c<8.5%,以"二甲双胍联合健康生活方式改变"为首选的治疗策略。对于合并酮症/酮尿症/酮症酸中毒或HbA1c≥8.5%的患者,起始需要给予胰岛素治疗,可以选择中效或长效基础胰岛素(起始剂量0.25～0.5 U/kg),每天1次。通常可以在2～6周内过渡到二甲双

临床诊断 → 疾病筛查 → 健康体检 → 首诊糖尿病患者 → 临床分型明确 / 临床分型不明确 → 建议转诊

临床分型明确 → 已确诊糖尿病患者

已确诊糖尿病患者：
1. 测量血糖、血压
2. 评估是否存在危急情况
3. 评估上次就诊到此次就诊期间的临床症状
· 并存的临床症状
· 最近一次测量体重、计算体质指数、测量腰围，观察足外观、检查足背动脉搏动
· 生活方式，包括吸烟、饮酒、体育锻炼、饮食控制等
· 用药情况

根据评估结果进行分类干预

血糖控制满意、无药物不良反应、无新发并发症或原有并发症无加重

初次出现血糖控制不满意或有药物不良反应

· 连续两次随访血糖控制不满意
· 连续两次随访药物不良反应没有改善
· 有新的并发症出现或原有的并发症加重

按期随访

调整药物，2周内随访

建议转诊，2周内主动随访情况

告知所有患者
· 出现哪些异常时应立即就诊
· 进行针对性生活方式指导
· 每年应进行1次全面健康检查

若存在危急情况，处理后紧急转诊，2周内主动随访转诊情况

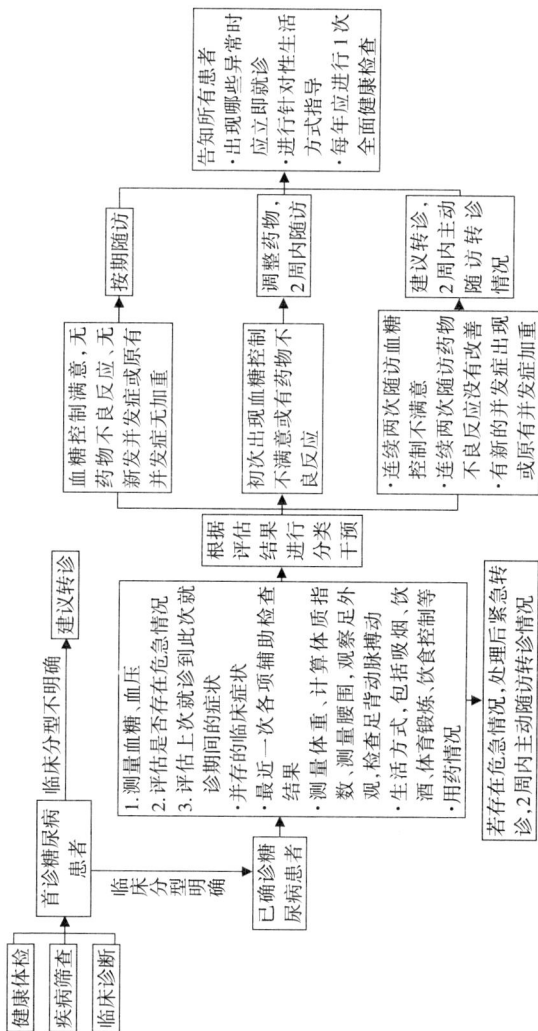

图1-5 基层糖尿病健康管理流程图

胍治疗,每次增加二甲双胍剂量时,减少30%~50%的胰岛素剂量。在可以实现最佳血糖控制的前提下,可以逐步停止胰岛素治疗。

后续治疗:初始治疗目标建议为HbA1c<7.0%,在某些情况下可以以<6.5%为目标(在没有低血糖的前提下)。若未达到<7.0%的HbA1c控制目标,考虑添加第二种药物。第二种药物的选择应考虑所需的降糖程度、作用机制、成本和支付范围、监管批准、给药途径、给药方案、预期体重减轻、不良反应,以及对合并症和并发症的影响。如果HbA1c>10%,应首选启动或重新启动基础胰岛素治疗。

b.儿童1型糖尿病药物治疗。

T1DM是危害儿童健康的重大儿科内分泌疾病,T1DM发病越早,慢性并发症导致的死亡风险就越大,患儿平均预期寿命减少约12年。

胰岛素治疗的开始时间:初发T1DM患儿应尽快开始胰岛素治疗,尿酮体阳性者应在6 h内使用胰岛素;当糖尿病分型不清时,如患有糖尿病酮症酸中毒(DKA)、随机血糖浓度为13.9 mmol/L和/或HbA1c为8.5%以上的患儿,初始治疗也应使用胰岛素。

胰岛素治疗的方法:胰岛素替代治疗的目的是模拟正常的生理胰岛素分泌模式。糖尿病控制和并发症试验,以及随后30多年的流行病学研究证实,强化血糖控制可显著减少与阻碍糖尿病慢性并发症的发生与进展,此后胰岛素从传统每天注射1~2次,演变为每天多次注射(MDI)和持续胰岛素皮下注射(CSII)的主流模式。

●胰岛素剂量设置。

胰岛素的剂量取决于年龄、体重、糖尿病持续时间、营养、体育锻炼等众多因素。合理的胰岛素剂量是指在不引起明显低血糖的情况下,使血糖控制达到最佳水平,以确保儿童的正常生长和发育。新发T1DM每天胰岛素总量一般为 $0.5 \sim 1.0$ U/(kg·d),但3岁以下建议 0.5 U/(kg·d)起始;蜜月期通常<0.5 U/(kg·d),青春期前(部分缓解期外)为 $0.7 \sim 1.0$ U/(kg·d);青春期为 $1.0 \sim 1.5$ U/(kg·d),个别可达 2 U/(kg·d)。儿童不建议使用动物源性胰岛素和预混胰岛素,我国可及的基因重组胰岛素见表1-33。

表1-33 中国已批准上市基因重组胰岛素的儿童使用方法

胰岛素种类	适用年龄/岁	起效时间/h	作用高峰/h	作用时间/h	使用方法
速效类似物					
门冬胰岛素	≥2	0.15~0.35	1~3	3~5	可餐前即刻注射,但餐前15 min注射效果更好;如不愿意进食,可在饭后使用,或在饭前和饭后分剂量使用
赖脯胰岛素	≥12	0.15~0.35	1~3	3~5	
谷赖胰岛素	<18*	0.15~0.35	1~3	3~5	

续表

胰岛素种类	适用年龄/岁	起效时间/h	作用高峰/h	作用时间/h	使用方法
常规胰岛素（RI）	无限制	0.5~1.0	2~4	5~8	餐前 20~30 min 给药；紧急情况时静脉给药
中性鱼精蛋白锌胰岛素（NPH）	无限制	2~4	4~12	12~24	每天睡前1次或每天2次给药，使用前须充分摇匀
长效类似物					
甘精胰岛素	≥6	2~4	8~12	22~24	建议每天睡前或早晨给药1次，也可分为早晨及睡前2次给药
地特胰岛素	≥6	1~2	4~7	20~24	

注：RI 为短效胰岛素；NPH 为中效胰岛素；*安全性和有效性未定。

● 胰岛素剂量的分配。

胰岛素剂量的分配以患儿病情的个体化需要为基础，参考患儿家庭经济水平、知识层次、患儿及家长的接受度综合分析，由医生和家长详细沟通，帮助患儿选择个体化治疗方案，从每天2次到 MDI 及 CSII 治疗。

○每日2次注射胰岛素（早餐前短效或速效+中效，晚餐前短效或速效+中效），中效胰岛素占一天总量的40%～60%，初次使用短效或速效与中效用量比约为1:2（中效是短效的1～3倍）。起始剂量分配为早餐前胰岛素约占一天总量的2/3，晚餐前约占1/3，后根据血糖酌情加减。该方法操作方便，但由于药代动力学的原因，血糖波动大，建议应用在经济不发达、糖尿病蜜月期、生活作息规律，以及治疗依从性较差、不愿采用其他方法或强烈要求保护隐私的患儿。

○MDI(餐时+基础)方案,常用3餐前短效+睡前中效胰岛素或3餐前速效+睡前长效胰岛素,中效或长效胰岛素可酌情互换,青春发育期可能需要将基础胰岛素分成早餐前和睡前2次用药。以短效胰岛素作为餐时胰岛素,其比例可达每天总量的70%(50%~70%,早、中、晚3餐前等量分配,后视血糖调整),睡前中效胰岛素约占30%(10%~30%)。以速效胰岛素作为餐时胰岛素时占总量的50%~70%(早、中、晚等量分配,后视血糖调整),长效类似物可达30%~50%,在睡前和/或晨起时使用(初次使用建议30%以预防夜间低血糖)。

● 胰岛素注射器械。

○胰岛素注射器和注射笔,常用的一次性无菌胰岛素注射器和注射笔主要有刻度为1 U和0.5 U两种。不同胰岛素注射器须注意剂量准确性和胰岛素滴漏。有研究发现,注射1 U胰岛素,注射笔的实际注射量为0.89 U,而注射器为1.23 U,注射剂量越小,误差会呈现指数式增加,建议在笔注射后保持原位放置10~15 s后拔出,以减少滴漏。

○CSII治疗可最大限度模拟生理性的胰岛素分泌模式。CSII可减少胰岛素用量、低血糖、DKA和慢性并发症的发生,但长期有效性受生活方式、运动等多因素的影响。

CSII 适应证:①T1DM 患儿;②血糖波动大,采用 MDI 方案但血糖仍无法得到平稳控制者;③"黎明现象"严重,导致血糖总体控制不佳者;④频发低血糖,尤其是夜间低血糖、无感知低血糖和严重低血糖者;⑤作息时间不规律,不能按时就餐者;⑥不愿接受 MDI 方案者;⑦胃轻瘫或进食时间长的患儿。

CSII 将胰岛素分为基础胰岛素和餐时大剂量胰岛素两种不同方式给药,基础胰岛素可按 0.5～1.0 h 时间间隔划分,时间段太少不符合生理规律,时间段太多设置烦琐,常用为 5～6 段(表 1-34)。

表 1-34　胰岛素泵剂量的初始设置及调整方法

TDD

1. 血糖控制良好、无低血糖者:原 TDD×(75%～85%)
2. 经常低血糖者:原 TDD×70%
3. 高血糖、极少或无低血糖:原 TDD×100%
4. 全天基础量:TDD×(40%～50%)
5. 全天餐时总剂量:TDD×(50%～60%)

基础率设置

1. 每小时基础量=全天基础总量/24;
2. 举例:6 段法时间划分 0:00～3:00～7:00～12:00～16:00～20:00～24:00;
3. 先调整夜间基础率:保持睡前血糖≥5.6 mmol/L;在血糖上升或下降前 2～3 h 调整基础率;血糖上升≥1.7 mmol/L,调高基础率 10%～20%;血糖值下降>1.7 mmol/L 或低于目标范围,调低基础率 10%～20%,必要时加餐;
4. 日间基础率调整(餐后至餐前法):餐后 2 h 血糖应比餐前高 1.7～3.3 mmol/L,两餐间不进食;餐后 2 h 至下一餐前血糖下降>3.3 mmol/L 或低于目标值范围,调低基础率 10%～20%;血糖值下降<1.7 mmol/L,调高基础率 10%～20%。

餐前大剂量设置

1. 全天餐时总剂量:早餐占40%,午餐占30%,晚餐占30%,可视饮食情况增减;

2. 连续2~3天餐后2 h血糖比同餐前高3.3 mmol/L以上,餐前大剂量增加10%~20%;餐后2 h血糖比同餐前低1.7 mmol/L以上,餐前大剂量减少10%~20%;

3. 双波大剂量:常规大剂量输注后,紧跟输注一个方波大剂量,适于进食快速和缓慢吸收的混合食物,如西餐。

校正大剂量

校正大剂量(U)=(实测血糖−目标血糖)/胰岛素敏感系数(血糖:mmol/L)

ISF:速效胰岛素ISF=100/TDD[mmol/(L·U)]

短效胰岛素ISF=83/TDD[mmol/(L·U)]

注:TDD为胰岛素每天总量;ISF为胰岛素敏感系数。

(2)妊娠期糖尿病降糖药物治疗

对于妊娠期糖尿病(GDM)患者,首选通过改变生活方式和增加运动量来控制血糖。血糖控制目标见表1-35。

表1-35　妊娠期糖尿病患者血糖控制目标

参数	目标
空腹、餐前或睡前血糖	3.3 ~ 5.3 mmol/L
餐后1 h血糖	≤7.8 mmol/L
餐后2 h血糖	≤6.7 mmol/L
HbA1c	<5.5%

如果控制饮食及运动一周后患者血糖仍不达标(空腹血糖大于5.6 mmol/L,餐后1 h和2 h血糖分别大于7.8 mmol/L和6.7 mmol/L);或者控制饮食后出现饥饿性酮症,增加热量摄入后血糖又超标;或者出现糖尿病急性并发

症,如酮症酸中毒、高渗性昏迷或严重感染等应激状态使血糖显著升高者,则必须采用胰岛素治疗。在孕早期,胰岛素的需求量随孕周进展不断升高,在9～16周时降低;而在16周后胰岛素抵抗逐渐升高,应每周提高5%的胰岛素用量;直至孕晚期,胰岛素用量相比于孕早期约提高1倍。因此,基于妊娠的生理特殊性,在使用胰岛素降糖时,应强调孕妇相对频繁地进行血糖的自我监测,尤其是合并1型糖尿病者,更应积极预防低血糖的发生。

● 妊娠期糖尿病的胰岛素治疗方案。

方案1——基础胰岛素治疗:睡前(22:00左右)皮下注射中效胰岛素(NPH)或长效胰岛素(如诺和平),能够有效地弥补基础胰岛素水平之不足,减少夜间肝糖的产生,对抗"黎明现象",从而有效降低空腹血糖。该方案适用于单纯空腹血糖升高的孕妇。

方案2——餐前短效胰岛素治疗:在三餐前皮下注射短效胰岛素(如诺和灵 R)或速效胰岛素类似物(如诺和锐),可有效控制三餐后的高血糖。该方案适用于空腹血糖正常,仅是餐后血糖升高的孕妇(临床GDM多见)。另外,如果患者只有三餐后的某一餐(或某两餐)血糖升高,则只需要在血糖高的那一餐(或那两餐)前注射短效(或超短效)胰岛素即可。

方案3——早、晚餐前预混胰岛素(或预混胰岛素类似物)治疗:该方案适用于有一定的内生胰岛功能,且因工作、学习,午餐前不方便注射胰岛素的患者。缺点是不符合生理性胰岛素分泌模式,常常对午餐后血糖控制欠佳。

方案4——"基础+餐时"的胰岛素强化治疗:三餐前皮下注射短效胰岛素(如诺和灵 R)或速效胰岛素类似物(如诺和锐)、睡前注射 NPH 或长效胰岛素类似物(如诺和平)。这是临床最常采用的一种胰岛素强化治疗方案,适用于内生胰岛功能较差、血糖波动较大的糖尿病孕妇。需要说明的是,NPH 作用的维持时间是 $14 \sim 16$ h,达不到全天 24 h 基础胰岛素覆盖。某些自身胰岛功能极差的患者,睡前注射 NPH 后,往往会因此而出现晚餐前血糖升高。在这种情况下,最好用长效胰岛素类似物(如甘精胰岛素、地特胰岛素)代替 NPH。

方案5——CSII,即胰岛素泵治疗:这是当今最符合生理性胰岛素分泌的给药模式,血糖控制效果最好。适用于:①1 型糖尿病合并妊娠患者;②2 型糖尿病患者采用简单胰岛素治疗方案控制不佳者;③糖尿病急性并发症(如DKA)的抢救期间;④妊娠期糖尿病围手术期。

(3)糖尿病患者在斋月期间的管理。

a.1 型糖尿病患者斋月期间的管理。

对于 1 型糖尿病患者来说,斋月期间最好不要禁食,因为发生低血糖和其他不良事件的风险比较大。对于那些斋月期间严格禁食的1型糖尿病患者来说,需要有相应的应对措施。首先,对于1型糖尿病患者来说,要熟悉日常食物的碳水化合物含量,另外,建议在斋戒禁食阶段将基础胰岛素用量减少20%,同时在晚餐时使用,这个阶段避免使用NPH。最好频繁监测血糖,同时采用基础胰岛素+餐时胰岛素类似物或胰岛素泵的方式对血糖进行管理。胰岛素泵在24 h内持续为机体提供基础胰岛素,进餐时增加餐时胰岛素输入,根据饮食、运动及生活方式改变随时调整。使用胰岛素泵需要频繁监测血糖,对于血糖控制有较大的灵活性,因此在斋月期间能更安全地禁食,有效管理高血糖和低血糖风险。但是胰岛素泵并不适合大多数的糖尿病患者,同时价格昂贵,因此不作为斋月期间糖尿病管理具体方法的常规推荐。

b.2型糖尿病患者斋月期间的饮食管理。

有些2型糖尿病患者仅采用饮食调节和生活方式干预来控制血糖,这类人群斋月期间禁食相应风险较小。餐后高血糖的问题往往是因为饮食过多、暴饮暴食导致的。应该提醒这些患者合理安排饮食,同时应该在餐后增加体力活动量。

● 2型糖尿病患者斋月期间的药物管理。

○二甲双胍:迄今为止,还没有研究给出单独使用二甲双胍药物在禁食期间发生低血糖的概率。这种药物会增加胰岛素敏感性而非促进胰岛素分泌,因此我们可以认为,单独使用二甲双胍出现严重低血糖的概率较低。二甲双胍单药治疗的糖尿病患者斋月禁食相对比较安全,建议全天的二甲双胍总剂量不变,患者可以在午餐时间服用一定剂量,也可以在晚餐前服用相应的剂量。

○阿卡波糖:即α-糖苷酶抑制剂,通过抑制碳水化合物在小肠上部的吸收而降低餐后血糖,虽然没有斋月期间的相关数据,但是阿卡波糖的低血糖风险也很低,因此这类药物的剂量在斋月期间也不用调整,随餐服用即可。

○短效胰岛素促泌剂(格列奈类药物):这类药物包括瑞格列奈和那格列奈,促进胰岛素分泌的作用是短暂的,主要是刺激胰岛素早时相分泌。这类药物能促进胰岛素分泌,因此和低血糖及体重增加有关。对一般人群的研究得出,与磺脲类促泌剂相比,格列奈类药物发生低血糖和体重增加的概率是相当的。有两项关于斋戒的研究表明,与磺脲类药物相比,瑞格列奈类药物有助于改善血糖控制,减少2型糖尿病患者禁食期间的低血糖事件。因此在斋月期间,每天服用2餐的前提下,可以使用格列奈类药物,但是需要谨慎使用。

○磺脲类药物:磺脲类药物通过刺激胰岛β细胞分泌胰岛素来提高体内胰岛素水平,达到降低血糖的作用,因此这类药物存在低血糖风险。但是磺脲类药物成本较低,应用也相当广泛。在斋戒期间,使用磺脲类药物时要非常谨慎,特别是长效磺脲类药物,比如格列本脲和格列齐特缓释片,因为相比短效磺脲类药物,它们更容易引起低血糖。针对每天1次的磺脲类药物,糖尿病患者应该把服药时间调整到晚餐时。对于服用磺脲类药物有低血糖史的糖尿病患者,临床医生应该考虑采用其他低血糖风险低的药物(如DPP-4抑制剂)来替换。对于那些糖化血红蛋白<7.5%的糖尿病患者,降低磺脲类药物的服用剂量有一定益处。对于短效磺脲类药物(如格列齐特),我们建议减少早晨的服用剂量,相应地增加晚餐时的剂量。

〇噻唑烷二酮类药物:总体来说,在斋月期间使用噻唑烷二酮类药物被认为是安全的,因为其本身不引起低血糖,但是当联合用药时,则可能增加由其他药物引起低血糖的风险。噻唑烷二酮类药物还会引起糖尿病患者体重增加和食欲增加。另外,噻唑烷二酮类药物的降糖作用通常在2~4周才能起效,因此在斋月前的药物方案调整中不建议对这类药物进行改动。

〇DPP-4抑制剂:DPP-4抑制剂增加胰腺α细胞和β细胞对葡萄糖的敏感性,从而导致胰岛素和胰高血糖素的葡萄糖依赖性分泌。随着胰高血糖素对低血糖反应的保护,DPP-4抑制剂单独使用不增加低血糖风险。因此,在斋月期间,DPP-4抑制剂可以替代磺脲类药物。总体而言,与磺脲类相比,在斋月期间,DPP-4抑制剂表现出更好的耐受性和依从性,更少发生低血糖,能更好地控制血糖,对体重的影响也较小。然而,在DPP-4抑制剂和磺脲类药物联合治疗的患者中,要将HbA1c控制在<7.5%,停用磺脲类药物对血糖控制有一定的挑战。因此,我们建议这些患者改变服药剂量和时间,如上文"磺脲类药物"部分所述。

○SGLT2抑制剂:SGLT2抑制剂可以阻止葡萄糖从肾脏重吸收,作用机制与胰岛素无关,因为血糖水平降低并不影响胰岛素分泌或抑制相关的反调节机制,因此发生低血糖的风险很低。此外,SGLT2抑制剂会减少葡萄糖重吸收并促进尿糖排泄,不仅降低血糖,还能减轻体重。发生低血糖的低风险和减重这两大好处,使这种新一代降糖药剂可能成为斋月期间的候选药物。然而,因为这一类药物会导致尿糖产生,从而诱导渗透利尿,因此,该药存在脱水的风险,特别是在气温较高的国家,应用时要当心。而且SGLT2药物还能降低血压,因此在禁食期间,有发生体位性低血糖的风险。迄今为止,在斋月期间,关于SGLT2抑制剂的使用情况和安全性还没有相关的临床证据。因此,需要在斋月期间对SGLT2抑制剂进行随机对照试验。当然,我们建议谨慎使用SGLT2抑制剂,服用这类药物的糖尿病患者每天至少应喝2 L水来降低脱水的风险。此外,不建议在斋月之前临时调整降糖方案处方SGLT2抑制剂。

○胰岛素：使用胰岛素的2型糖尿病患者，尤其是老年患者，与使用二甲双胍降糖相比，低血糖风险较大，因此，在斋月期间需要根据个体情况进行胰岛素使用剂量的调整。最重要的是记住处方药物的更改，尤其是胰岛素制剂，应该根据饮食、运动、血糖监测结果和职业等进行个性化的调整。对于每天使用2次预混胰岛素制剂血糖控制良好的患者，推荐傍晚时使用非斋月期间早上的预混胰岛素剂量，而早晨使用非斋月期间晚上的预混胰岛素剂量的一半。另外一个策略是，在斋月期间使用长效胰岛素（如甘精胰岛素），同时两餐餐时使用短效胰岛素。具体应用时，基础胰岛素应该在晚餐后使用，相比早餐，通常这一餐更丰盛些，如果之前就采用长效基础胰岛素治疗，那么建议将剂量减少20%。

3. 糖尿病慢性并发症的治疗

（1）糖尿病肾病的治疗

a. 一般治疗。

推荐对于尚未进行透析治疗的DKD患者，蛋白质的摄入量为 0.8 g/(kg·d)；透析患者可适当增加至 1.0～1.2 g/(kg·d)。DKD患者每天的钠摄入量应低于 2.3 g（约相当于6.0 g氯化钠的钠含量）。戒烟或减少吸烟是预防和延缓DKD的重要手段。DKD患者应进行每周至少 150 min（例如每周 5 次，每次 30 min）的与心肺功能相匹配的运动。超重和肥胖可增加 T2DM 患者患 CVD 和肾脏病的风险,有效的体重管理是 DKD 治疗的重要辅助手段。

b. 血糖控制目标:推荐 HbA1c 联合自我血糖监测(SMBG)和持续葡萄糖监测(CGM)作为 DKD 患者血糖控制状况的评估方式,并制定个体化控制目标,见图 1-6。

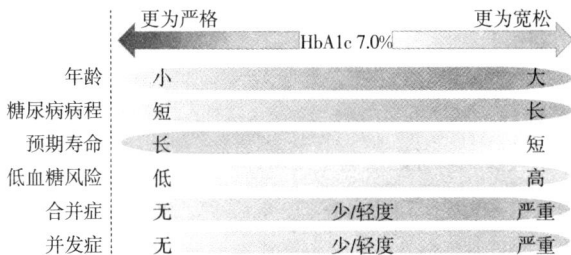

	更为严格		更为宽松
	HbA1c 7.0%		
年龄	小		大
糖尿病病程	短		长
预期寿命	长		短
低血糖风险	低		高
合并症	无	少/轻度	严重
并发症	无	少/轻度	严重

图 1-6　DKD 患者个体化血糖控制目标

c. 降糖药物的选择。

使用口服降糖药物的 T2DM 患者,应根据 eGFR 调整降糖药物的剂量。确诊 DKD 的 T2DM 患者,无论血糖是否达标,若 eGFR≥45 mL/(min·1.73 m²),均推荐使用 SGLT2i 以延缓 DKD 进展。对于无法使用 SGLT2i 或使用后血糖仍不达标的 T2DM 患者,推荐使用具有延缓 DKD 进展证据的 GLP-1RA。

● 其他降糖药物。

○二甲双胍:二甲双胍是 T2DM 首选降糖药物,主要以原形通过肾小管经尿液排出,本身对肾脏没有损伤。但

DKD患者在服用二甲双胍期间应注意监测eGFR,并根据eGFR及时调整二甲双胍的用量。当eGFR<60 mL/(min·1.73 m²)时需减量使用(如CKD G3a期1 500 mg/d、CKD G3b期1 000 mg/d);eGFR<30 mL/(min·1.73 m²)时禁忌使用二甲双胍。

○DPP-4i:利格列汀主要通过肝肠系统清除,CKD患者使用时无须调整剂量。西格列汀主要通过肾脏清除,而维格列汀、沙格列汀部分通过肾脏清除。当eGFR≥50 mL/(min·1.73 m²)时无须调整剂量。西格列汀在eGFR 30~50 mL/(min·1.73 m²)时需剂量减半(50 mg/d),eGFR<30 mL/(min·1.73 m²)时减为常规量的1/4(25 mg/d)。维格列汀在eGFR<50 mL/(min·1.73 m²)的患者中剂量减半(50 mg/d);沙格列汀在eGFR<45 mL/(min·1.73 m²)的患者中剂量减半(2.5 mg/d)。阿格列汀部分通过肾脏清除,在eGFR 30~60 mL/(min·1.73 m²)时剂量减半(12.5 mg/d),eGFR<30 mL/(min·1.73 m²)时剂量减为常规量的1/4(6.25 mg/d)。

○胰岛素促分泌剂:大部分磺脲类药物肝脏代谢后通过肾脏排出。由于磺脲类药物促进胰岛素分泌而增加低血糖风险,应注意加强血糖监测,并尽量使用半衰期较短的制剂。格列喹酮主要经胆道排出,仅5%经肾脏排出,且半衰期较短,适用于eGFR≥30 mL/(min·1.73 m²)的患者。

其余磺脲类药物一般在 CKD G1—2 期时无须调整剂量,在 CKD G3 期须减量,在 CKD G4—5 期时禁用。瑞格列奈及其代谢产物主要通过胆汁排泄,仅有很少部分(约8%)以代谢产物自尿排出,以往认为在 CKD 患者中无须调整其用量,但药代动力学研究显示,其总血浆清除率在严重肾功能损伤的患者中略降低,对这些患者调整剂量时应谨慎。

○α-糖苷酶抑制剂:这类药物在肠道发挥作用,仅很少量(1%~2%)吸收入血,一般对轻中度肾功能损伤患者无影响,但随着肾功能下降,血药浓度增加。因此,当 eGFR<25 mL/(min·1.73 m²)时禁用阿卡波糖和米格列醇,eGFR<30 mL/(min·1.73 m²)时慎用伏格列波糖。

○噻唑烷二酮类药物(TZD类药物):主要包括罗格列酮和比格列酮,大部分以原形或代谢产物通过胆道系统排泄,经肾脏的清除可忽略。在轻度至重度肾损害或血液透析患者中,TZD 类药物的药代动力学参数与肾功能正常者无显著临床差异,因此在肾损害时无须调整剂量。但由于 TZD 类药物有增加水钠潴留的风险,因此对于纽约心脏协会心功能分级Ⅱ级以上的患者禁用。

○胰岛素:由于肾功能不全和 ESRD 时胰岛素降解及排出明显减少,可能导致体内蓄积。因此,对于采用胰岛素治疗的 T2DM 合并 DKD 患者,优先选用短效或速效剂型,同时密切监测血糖,及时调整胰岛素剂量,避免低血糖;对于空腹血糖高者,联合基础胰岛素治疗。一般在CKD G3—4期时胰岛素用量减少25%,CKD G5期时需进一步减少50%。

　　d.血压控制。

　　DKD患者的血压控制目标应个体化;推荐DKD(特别是伴有白蛋白尿)患者的血压控制目标为<130/80 mmHg。DKD伴高血压患者推荐首选ACEI或ARB类药物治疗。不伴有高血压的DM患者,不推荐将ACEI或ARB类药物作为DKD的一级预防。目前,常用的盐皮质激素受体拮抗剂(mineralocorticoid receptor antagonist,MRA)包括螺内酯(第一代)和依普利酮(第二代)。在RAAS阻断剂基础上加用MRA,可有效控制血压并降低白蛋白尿,但需要注意高钾血症、AKI及男性乳房发育的风险。Finerenone作为第三代MRA,对盐皮质激素受体具有更高的选择性和亲和力,在降低CKD患者白蛋白尿的同时,不增加发生高钾血症的风险。DKD患者若采用上述治疗后,血压仍未达标,可加用钙通道阻滞剂(CCB)或利尿剂;在难治性高血压(使用≥3种包括利尿剂在内的降压药时,血压仍无法达标)患者中也可使用α受体阻滞剂,但需警惕体位性低血压风险。尽管选择性β_1受体阻滞剂对代谢影响较小,但可能掩盖低血糖症状,因此,不作为DKD患者的一线降压药物。

　　e.调脂治疗:推荐将LDL-C作为DKD患者血脂控制的

主要目标,首选他汀类药物治疗。推荐DKD患者的LDL-C目标值<2.6 mmol/L,其中ASCVD极高危患者的LDL-C应<1.8 mmol/L。DKD患者更易合并脂质代谢紊乱,合理的血脂控制有助于降低DKD非透析患者的CVD及死亡风险,减少肾脏不良事件。

f.中医中药:研究发现,渴络欣胶囊能改善早期DKD(中医气阴两虚兼血瘀证)患者的临床症状及肾功能、降低尿微量白蛋白;复方丹参滴丸联合ARB类药物治疗能有效降低DKD患者的尿白蛋白并改善肾功能。

g.避免肾损伤的药物:目前临床常见的肾毒性药物包括某些抗生素(氨基糖苷类、青霉素类、头孢菌素类、两性霉素B、抗结核类、磺胺类药物等)、非甾体类抗炎药(NSAIDs)、抗肿瘤药物、对比剂,以及某些中草药(马兜铃、木通等)。对于DKD患者,应尽量避免使用此类药物,因疾病需要必须使用时,应严格掌握用药剂量及疗程,避免滥用及连用上述药物,同时加强肾功能监测。

(2)糖尿病视网膜病变的治疗。

纠正代谢紊乱可改善糖尿病视网膜病变(diabetic retinopathy,DR)状态,降低血糖、降低血压及调节血脂是防治DR的基本措施。

a.血糖的管理:血糖的波动以及低血糖会加重眼底改变,而良好的血糖控制,可以预防和/或延缓DR的发生及进展,推荐个体化的血糖控制目标,科学降糖,同时重视降糖的速度与幅度。

b.血压的控制:糖尿病合并高血压者推荐RAS阻断剂为首选药物,但不推荐将RAS阻断剂作为血压正常的糖尿病患者预防视网膜病变的药物。

c.血脂的调节:伴有高甘油三酯血症的轻度NPDR(非增殖性糖尿病视网膜病)患者,可采用非诺贝特治疗。非诺贝特在调节脂代谢紊乱、炎症、氧化应激、血管新生核细胞凋亡等方面有一定作用,可能与改善DR的发生发展相关。

d.抗血小板治疗:系统性评估表明,阿司匹林治疗对DR的发展及进展无明显影响。需指出,DR不是使用阿司匹林治疗的禁忌证,该治疗不会增加糖尿病视网膜出血风险。

e.针对DR的内科治疗。①改善微循环、增加视网膜血流量:羟苯磺酸钙能降低血液的高黏滞性,抑制血小板聚集因子的合成和释放,能减轻或阻止视网膜微血管的渗漏,减少血管活性物质的合成,阻止微血管基底膜增厚。②中医中药治疗:研究显示,芪明颗粒、复方丹参滴丸、银杏叶片和复方血栓通胶囊等一些中药制剂对DR有辅助治疗作用。

f.眼科治疗:根据DR的严重程度及是否合并DME(糖

尿病黄斑水肿)来决定是否选择激光治疗,必要时可行玻璃体切除手术。DME的治疗方法包括激光光凝术、玻璃体腔内注射抗VEGF(血管内皮生长因子)药物、玻璃体腔内注射糖皮质激素、玻璃体切除术。

g.妊娠合并DR的治疗:对于女性糖尿病患者,妊娠会加速DR的发生和发展,激光光凝术可用于治疗孕期重度NPDR和PDR。

(3)糖尿病神经病变的治疗。

目前,针对糖尿病神经病变的病因和发病机制治疗包括控制血糖、营养神经、抗氧化应激、抑制醛糖还原酶活性、改善微循环等。一些中药也可以用于糖尿病神经病变的治疗。

a.营养神经药物:甲钴胺可明显改善糖尿病神经病变患者的临床症状、体征及神经传导速度。推荐用法:甲钴胺针剂500~1 000 μg/d肌内注射或静脉滴注2~4周,其后给予甲钴胺片500 μg,每天3次口服,疗程至少3个月。该类药物安全性好,无明显不良反应。

b.抗氧化应激药物:α-硫辛酸(简称"硫辛酸")可改善神经感觉症状(神经病变主觉症状问卷评分)和神经传导速度,长期口服亦可改善神经电生理改变,减轻及延缓神经损害的程度和发展,建议早期给予治疗。此外,硫辛酸在改善糖尿病患者胃轻瘫、男性勃起功能障碍方面也有一定的疗效。推荐用法：α-硫辛酸 600 mg/d，疗程 3 个月；症状明显者先采用 α-硫辛酸针剂 600 mg/d 静脉滴注 2~4 周，其后 600 mg/d 口服序贯治疗，该药安全性良好。

c.抑制醛糖还原酶活性药物：依帕司他可有效改善糖尿病神经病变的主观症状及神经传导速度，延缓疾病的进展，尤其是对血糖控制良好、微血管病变轻微的患者。此外，依帕司他还可以改善糖尿病心血管自主神经病变、糖尿病胃轻瘫、糖尿病勃起功能障碍和瞳孔光反射减退。推荐用法：成人剂量每次 50 mg，每天 3 次，于餐前口服，疗程至少 3 个月。长期应用耐受性较好，不良反应较少。

d.改善微循环药物：①前列腺素及前列腺素类似物：前列腺素 E1 能改善 DSPN（远端对称性多发神经病）症状、体征及神经传导速度。口服贝前列腺素钠也有类似作用。推荐用法：前列腺素 E1 脂微球载体制剂 10 μg/d 静脉滴注 2 周，然后序贯给予贝前列腺素钠 20~40 μg，每天 2~3 次，口服，连续治疗 8 周。该类药物安全性好，不良反应发生率低，主要是胃肠道反应，静脉制剂主要是静脉炎。②己酮可可碱：扩张血管，改善微循环，并具有抗炎、抑制血小板黏附聚集和预防血栓生成的作用，可明显加快 DSPN 患者神经传导速度，改善糖尿病神经病变的症状。推荐用法：静脉注射或静脉缓慢滴注，每次 0.1~0.2 g，每天 1~2 次，每天最大剂量不应超过 0.4 g，连续使用 8 周；口服的缓释片每天 1～2 次,每次 0.4 g,连续使用 8 周。该药无明显不良反应。③胰激肽原酶:能够降低血液黏度、改善血液流变和组织灌注,具有抑制血小板聚集、防止血栓形成、改善血液循环等作用。推荐用法:胰激肽原酶每天 40 U,肌内注射,连续 10 天,然后隔天肌内注射 1 次,连续 20 天作为 1 个疗程。口服制剂为每次 120～240 U,每天 3 次,疗程 3 个月。不良反应包括偶有皮疹、皮肤瘙痒等过敏现象及胃部不适和倦怠等感觉,停药后消失。④巴曲酶:具有降解纤维蛋白原、改善高凝、高黏状态和微循环障碍的作用,可有效改善麻木、冷感等症状及神经传导速度。推荐用法:首次剂量 10 BU(规格 0.5 mL:5 BU),以后隔天给 5 BU,30 BU 为 1 个疗程。该药安全性较好,偶见注射部位止血延迟。

e.改善细胞能量代谢药物:乙酰左卡尼汀能有效缓解糖尿病神经病变患者的疼痛,还可以改善其神经纤维再生和震动知觉,改善糖尿病神经病变患者神经电生理参数。推荐用法:口服 250～500 mg,每天 2～3 次,疗程 6 个月。该药安全性较好,不良反应少。

f.中药:一些具有活血化瘀作用的植物药及中药制剂也常被用于糖尿病神经病变的治疗。①木丹颗粒:对糖尿病患者的神经损伤有修复作用。推荐用法:每次 1 袋(7 g),每天 3 次,饭后 30 min 服用,用温开水冲服。4 周为 1

个疗程,可连续服用2个疗程。②复方丹参滴丸:可提高机体抗凝和纤溶活性,抑制血小板聚集和血栓形成。推荐用法:每次15丸,每天3次,3个月为1个疗程。不良反应:偶见胃肠道不适。

DSPN患者除可以用上述针对病因和发病机制的药物治疗以外,对痛性DSPN患者还需要应用某些止痛药物治疗。治疗糖尿病神经病理性疼痛,应首先考虑选用普瑞巴林或度洛西汀。考虑到患者的社会经济情况、共患病和潜在的药物相互作用,加巴喷丁也可以作为一种有效的初始治疗药物。三环类抗抑郁药也可有效减轻糖尿病患者的神经病理性疼痛,但其具有较高发生严重不良反应的风险,故应谨慎使用。鉴于成瘾和其他并发症的高风险,阿片类药物(包括他喷他多和曲马多)不推荐作为治疗DSPN相关疼痛的一线或二线药物。

• CAN(心血管自主神经病变):严重CAN的患者主要表现为直立性低血压,对患者日常工作、生活产生极大影响。治疗建议分4个步骤:第一步,评估和调整目前用药,停用或减量使用可能加重直立性低血压症状的药物(包括多巴胺能药物、三环类抗抑郁药物、抗胆碱能药物及各种降压药物等);第二步,非药物治疗措施,包括充分的饮水、高钠饮食(在每天正常饮食基础上增加2.3~4.6 g盐)、少食多餐、低升糖指数饮食,对于合并仰卧位高血压的患者,睡眠时床头楔形抬高15～23 cm可同时改善仰卧位高血压和清晨低血压。此外,适当强度的锻炼、避免体温升高、纠正贫血或维生素B_{12}缺乏、穿着压力衣物等,均为有效的治疗方法;第三步,单药治疗,获得FDA批准的治疗直立性低血压的药物仅有米多君和屈昔多巴。另外,推荐使用的药物为氟氢可的松和吡啶斯的明;第四步,联合用药,建议药物治疗首先从单药开始,逐渐加量至最大耐受剂量,如症状无改善,则考虑换用其他药物或添加第二种药物,同样从最低起始剂量开始逐渐加量。每次治疗变动后,2周内应对血压和心率进行监测和评估。

● 胃肠道自主神经病变:改变饮食状态对改善症状有帮助,例如少吃多餐、减少食物中纤维素的含量等。应当停用对胃动力有影响的药物,如阿片类药物、抗胆碱能药物、三环类抗抑郁药物、GLP-1受体激动剂、普兰林肽等。对于严重的胃轻瘫患者,FDA目前仅批准胃复安(甲氧氯普胺)用于改善胃动力,但由于其严重的锥体外系不良反应,考虑短期使用。

● 泌尿生殖道自主神经病变。①ED:严格控制血糖、血压、血脂,能降低糖尿病患者ED的发生率。一线药物治疗包括磷酸二酯酶5型抑制剂,病情严重者可以采取经尿道前列腺素注射、海绵体内注射、真空装置、阴茎假体植入术等。②下尿路刺激症状和女性性功能障碍:控制血糖、治疗下尿路感染、穿着合适材料和松紧度的内衣、适当锻炼、心理治疗、局部治疗等。③糖尿病神经源性膀胱:治疗方法包括保守治疗、外科治疗、神经调节、神经电刺激等。保守治疗可以采用留置导尿、排尿意识训练、间歇导尿、手法治疗、药物治疗及肉毒素注射。药物包括:胆碱能受体激动剂(如氨甲酰胆碱),可用于逼尿肌无力患者;抗胆碱能药物(如舍尼亭),可用于逼尿肌反射亢进患者。

• 泌汗功能障碍:有研究表明,外用毒蕈碱药物可以治疗味觉性出汗。

(4)糖尿病足溃疡的治疗。

①诊断糖尿病足软组织感染要以临床为准,基于全身或局部的炎症表现及美国感染病学会或国际病足工作组的感染严重度分级表进行评估。②所有重度感染、部分复杂中度感染的糖尿病足患者,需要住院治疗。③如果糖尿病患者的足部感染临床表现不典型,可以考虑血清炎症标志物(如C反应蛋白、红细胞沉降率及降钙素原)检查帮助诊断。④不推荐将电子足部皮温测定和定量微生物分析用于糖尿病足感染的诊断。⑤如果患者怀疑有糖尿病足骨髓炎,推荐联合使用探针探及骨质试验、红细胞沉降率(或C反应蛋白和/或降钙素原)测定、X线平片作为一线的诊断方法。⑥临床表现、实验室结果和X线结果提示骨髓炎,那就不需要再用高级的影像学方法去确诊。如果这些

检查不能肯定,则推荐使用高级的影像学方法,如磁共振、^{18}F-FDG-PET/CT或白细胞标记的核素骨扫描。⑦对于怀疑有骨髓炎的糖尿病患者,如果为了明确诊断或明确病原微生物以指导治疗,可以通过骨组织活检(包括经皮穿刺或术中取材)进行细菌培养和组织病理学检查。⑧所有临床上感染的创面都要正确地取材进行培养,以确定病原微生物。对于软组织感染,获取来源于溃疡的组织进行培养。⑨不使用分子微生物学技术(代替传统的培养)用于临床一线的糖尿病足感染致病微生物的确定。⑩使用在随机对照研究中证明有效的抗生素治疗糖尿病足感染。这些药物包括青霉素、头孢类、碳青霉烯类、甲硝唑(和其他抗生素联合)、克林霉素、利奈唑胺、达托霉素、喹诺酮类或万古霉素,不包括替加环素。⑪抗生素的选择要依据病原微生物和药敏结果、感染的严重程度、已发表的有效抗生素的证据、不良反应(包括正常菌群的破坏)、药物间相互作用、手边可用的抗生素及费用。⑫严重感染的患者初始使用静脉抗生素,如果没有禁忌证,可以根据病情改为口服抗生素。⑬所有轻度感染、大部分中度感染初始静脉抗生素治疗好转的患者,都可以使用口服抗生素。⑭不推荐局部使用抗微生物的药物治疗轻度足感染。⑮皮肤和软组织感染的糖尿病足抗生素疗程为1~2周。如果感染有改善,但是程度和范围还很大,比预期恢复得慢,或者患者合并严重的周围动脉疾病,可以使用抗生素3~4周。如果充分治疗4周后感染仍然存在,需要对患者进行重新评估或换用其他方法。⑯最近没有使用过抗生素、居住在天气比较适宜的地区、轻度感染的患者经验性抗生素一般选用针对溶血性链球菌和金黄色葡萄球菌的革兰阳性球菌抗生素。⑰对于生活在热带/亚热带,既往使用过抗生素数周,有严重的下肢缺血、中度或重度感染的患者,推荐经验性抗生素应该覆盖革兰阳性菌和革兰阴性菌及厌氧菌。抗生素的选择要基于临床反应和细菌培养结果及药敏试验。⑱一般不需要常规选择针对铜绿假单胞菌的抗生素,但是如果既往使用过抗生素、生活在热带或亚热带地区,并培养出铜绿假单胞菌,则需要选择针对铜绿假单胞菌的抗生素。⑲对于没有临床感染症状和体征的足溃疡,不推荐使用抗生素来降低感染风险或促进溃疡愈合。⑳遇重感染的糖尿病足,合并广泛坏疽、坏死、深部脓腔或腔室筋膜综合征的中度感染,或严重下肢缺血的患者,非外科医生要请外科医生急会诊。㉑对于不复杂的前足糖尿病足骨髓炎,如果没有外科处理的指征,应考虑抗生素治疗而不进行外科骨切除。骨髓炎合并软组织感染,需要紧急评估是否需要外科处理,以及密切的术后、内科和外科随访。㉒从已发表的临床证据证明有效的抗生素中选择,用来治疗糖尿病足骨髓炎。㉓糖尿病足骨髓炎的抗生素疗程不超过6周。如果前2～4周感染没有得到临床改善,需要考虑骨活检进行细菌培养,进行外科干预或换用其他抗生素。如果没有软组织感染,感染的足被完全去除,抗生素术后仅需数天。㉔糖尿病骨髓炎的患者起始需要使用静脉抗生素,如果病情有改善,可以考虑在5～7天后转换为药敏试验结果敏感、生物利用度高的口服抗生素。㉕糖尿病足骨髓炎患者,建议对保留的骨取材进行骨培养(如果可以,同时做病理检查),了解是否存在感染。如果结果提示有病原菌,或组织学提示是骨髓炎,那么抗生素要使用6周。㉖对于糖尿病足感染,不推荐使用高压氧或局部氧疗作为辅助治疗,除非有唯一的指征提示可以将其用于特殊的感染病例。㉗对于糖尿病足溃疡,不使用辅助的粒细胞集落刺激因子治疗,不常规使用局部抗菌剂、银离子敷料、蜂蜜、噬菌体或负压创面治疗(联合或不联合静脉滴注)。

4.糖尿病的自我管理教育和支持

结合患者具体情况,包括年龄、病程、并发症、低血糖风险、治疗方案、职业、文化教育程度、宗教信仰和就诊便利性等,开展个体化的糖尿病自我管理教育与支持(DSMES)。

(1)规范系统且针对性地介绍糖尿病的基础知识:①树立正确的疾病观,养成科学的就医习惯;②强调糖尿病早筛查、早诊断的重要性;③警示并发症的危害,建立"寓防于治"的治疗观;④建立治疗目标个体和"治必达标"的行为模式。

(2)基层糖尿病照护团队必须掌握糖尿病基本教育知识并开展教育活动。

a.健康生活:①健康饮食:原则是个体化、合理的总能量摄入;合理、均衡分配各种营养素;在遵循健康饮食的原则下,可能满足个体饮食喜好。②规律运动:建议成年T2DM患者可采用"1,3,5,7,9"运动原则,即餐后1 h运动,每次运动至少30 min,每周至少运动5次,每次运动中脉搏不超过(170-年龄)次/min;增加日常体力活动,改变久坐习惯。③积极戒烟(包括电子烟)。④规律作息:建议每天至少保证7 h睡眠,尽量减少熬夜次数,可根据四季与节气调整睡眠时间。

b.配合诊治:定期去合法的医疗机构就医。遵从医嘱用药,综合治疗以预防并发症的发生为主。出现药物不良反应或需要调整用药方案时,应及时与医师沟通。

c.主动管理:按医师建议定期监测血糖、血压、血脂及体重。每年筛查、评估慢性并发症风险,包括足、眼、心、肾和血管并发症等。发挥患者主观能动性,提升能力、增强效能。

d.平和心态:保持乐观情绪与良好心态。作为慢性疾病,如出现病情变化,应鼓励患者调整心态,积极配合医师调整治疗方案。病情需要时,可推荐患者寻求专业机构和团队的支持,进行心理状态评估和干预。

e.寻求支持:防治糖尿病不是患者"孤军奋战",而应该是团队式的通力合作,包括家人、朋友、病友、医疗照护团队的支持。推行同伴支持教育,寻求信任的人协助疾病管理。

(3)积极开展糖尿病主题教育。

a.合理用药。①口服药物治疗方案:重点教育药物服用的频次、服药时间、不良反应及处理方法,介绍降糖机制、自我血糖监测(SMBG)重点、特殊情况下药物使用方法,审查联合用药是否规范、肝肾功能是否影响药物使用等。②胰岛素治疗方案:重点教育胰岛素种类、作用时间、根据SMBG调整剂量、特殊情况下胰岛素使用剂量,重点指导正确的注射方法、胰岛素的保存、胰岛素治疗不良反应及处理对策等,确认患者注射技术是否规范。

b.SMBG:教育患者理解检测不同时间点(餐前、餐后、随机、睡前和夜间)血糖的意义及其主要适用对象(表1-36),同时了解血糖监测的点、线、面三个层次,即毛细血管血糖监测、HbA1c测定及反映血糖波动的持续葡萄糖监测的意义和适用情况。告知患者出现血糖明显升高、血糖波动过大或者发生低血糖时,应该及时复诊或转诊。

表1-36　SMBG血糖检测时间点与主要适用人群

血糖检测时间点	主要适用人群
餐前	空腹血糖较高者;老年人或血糖控制较好者
餐后2 h	空腹血糖控制良好,但HbA1c仍不达标者;需了解饮食和运动对血糖影响者
睡前	胰岛素治疗者(特别是晚餐前注射胰岛素的患者)
夜间	需排除夜间低血糖者;需鉴别空腹血糖高的原因时
其他	发生低血糖时应及时监测血糖;剧烈运动前后宜监测血糖;出现影响血糖控制的其他情况时

注:SMBG为自我血糖监测;HbA1c为糖化血红蛋白。

一般而言,SMBG时间点为三餐前(其中早餐前8 h以上未进食碳水化合物为空腹)、三餐后2 h和睡前共7个时间;在特殊时间点,如运动前后、怀疑低血糖时、执行关键任务(如驾驶、远途或准备长时间工作等)前,以及想了解血糖状况时,应随时检测血糖。使用口服降糖药物方案者,每周监测2~4次空腹或餐后2 h血糖即可。使用胰岛素治疗者,应根据方案采用相应的监测策略;通常基础胰岛素治疗者应监测空腹血糖,预混胰岛素治疗者应监测空腹和晚餐前血糖。

c.防范低血糖:患者每次就诊时,医师都应该教育与指导患者坚持低血糖"防大于治"的理念。强调低血糖的危害性和防范低血糖的重要性。了解有无低血糖症状、有无监测到患者未察觉的低血糖(血糖≤3.9 mmo/L)、有无严重低血糖及低血糖发作的频率和诱因等。及时调整降糖药物和指导行为干预,包括:生活规律、定时进餐;运动量要比较恒定,运动前监测血糖,外出运动时随身携带糖果以备用;遵医嘱定时定量用药,不要随意自行增减药量;掌握所用胰岛素的特点及正确注射技巧等。告知患者低血糖的常见诱因,包括使用胰岛素或胰岛素促泌剂、未按时进食或进食减少、运动量增加、酒精摄入(尤其是空腹饮酒)、合并垂体或肾上腺皮质功能减退等疾病。教会患者低血糖发作时如何实施自救与急救。要掌握"15/15准则",即低血糖时立刻摄入15 g糖类食品(以葡萄糖液为佳),15 min后复测血糖1次。若低血糖仍未纠正,重复上述"15/15准则",直到低血糖纠正。嘱所有糖尿病患者佩戴急救卡片,注明姓名、住址、紧急联系人和联系方式、所患疾病和治疗用药、过敏药物等信息。意识障碍不能进食者,应尽快就近送医,静脉输注葡萄糖,必要时转诊。

d.预防糖尿病足(DF):①识别DF高危人群并进行危险分层。具备下列任何1项即为DF高危患者:年龄超过60岁(尤其是高龄患者)、病程超过5年、血糖控制不良、糖尿病视网膜病变或视力缺陷、慢性肾脏病、足部畸形或胼胝、足外伤或手术史、既往DF病史、足关节活动障碍。保护性感觉丧失和外周动脉疾病是DF危险分层的关键因素,据此可确定复查频次(表1-37)。②对患者及其家属开展教育,内容主要包括:改善患者足部自我护理的知识及自我保护的行为;定期检查评估末梢感觉和循环状况;选择宽松舒适的鞋子,避免狭窄的鞋及尖头鞋;养成良好的足部卫生护理习惯,如彻底清洗足部并轻擦干、穿鞋前仔细检查有无异物;选择可拆式有缓冲作用的鞋垫或自制简易的减压鞋垫,定期评估减压效果;正确修趾甲;消除溃疡的危险因素,如取出胼胝、保护水疱、治疗嵌甲或增厚指甲、真菌感染时要进行抗真菌治疗等;每天足部检查,包括足趾间检查;确保患者知晓如何联络相应医疗专业人员等。

表1-37 糖尿病足风险分层与筛查策略

类别	溃疡风险	特点	复查频率
0	非常低	无LOPS,无PAD	1年1次
1	低	LOPS或PAD	6~12个月1次
2	中	LOPS+足畸形或PAD+足畸形	3~6个月1次
3	高	LOPS或PAD+下列一个或多个因素: (1)足部溃疡史; (2)下肢截肢(小截肢或大截肢); (3)终末期肾病	1~3个月1次

注:LOPS为保护性感觉丧失;PAD为外周动脉疾病。

e.预防心血管疾病:有针对性地改善ASCVD危险因素,推荐实施"ABCDE"方案。"A"为小剂量(75~100 mg/d)阿司匹林治疗,选择性用于ASCVD高危患者的一级预防。"B"为血压达标治疗,将T2DM患者血压尽量控制在130/

80 mmHg以下。"C"为调脂治疗和戒烟,评估ASCVD风险,根据风险强度实现个体胆固醇达标;推荐行为干预联合药物治疗,最大限度地提高戒烟率。"D"为均衡饮食,强调蔬菜、水果、坚果、豆类、鱼和全谷物的摄入,维持理想体重;通过饮食和运动、起始二甲双胍(无使用禁忌证者)控制血糖,合并ASCVD多重危险因素者,给予SGLT2抑制剂或GLP-1受体激动剂降糖治疗。"E"为运动锻炼,推荐每周≥150 min中等强度运动,或每周≥75 min剧烈运动,也可以遵照"1,3,5,7,9"运动原则执行。

(4)DSMES的实施方式。

糖尿病教育形式多种多样,包括课堂式、小组式、个体式及同伴支持教育。除传统教育方式(如演讲、讨论、示教、场景模拟、角色扮演、电话沟通、联谊活动、媒体宣传等)之外,可结合实际情况借助多媒体工具实施远程教育。具体实施要根据患者教育程度和文化背景、病程、并发症、治疗方案等情况灵活安排,且各种形式可以互相结合。制定教育目标时,应重视患者的参与,重在改善患者行为、提高自我管理能力和管理效能;在方案实施过程中,要细化行为改变的目标,重视患者的反馈,以随时对方案做出调整。

(5)DSMES的实施时机。

糖尿病一旦确诊就应接受DSMES,且贯穿整个病程中。每一关键时间点所关注的因素和教育的重点均不同。

a.确诊时：侧重评估患者的文化程度、身体状况、经济条件、职业性质、饮食偏好、家庭支持程度、就诊便利性、合并疾病等多种因素，以确定提供哪些教育内容及如何提供。通常主要包括：糖尿病的自然病程、需要持续进行自我管理；药物的选择、作用机制、剂量调整和不良反应；教会患者SMBG和定期检查血糖等指标，防治低血糖；规律适量运动，制定安全的短期和长期运动目标；预防、发现和治疗急、慢性并发症；制订营养膳食计划和具体实施措施；降低心血管风险、戒烟和足部护理；评估心理状态，提供支持，使患者适应与糖尿病"共同生活"；制订个人策略，以促进健康和行为改变等。

b.年度病情评估和/或未达到治疗目标时：年度评估糖尿病患者病情时，应回顾患者掌握的知识、技能及行为改善和心理状态，评价控制效果，调整教育内容。未达到治疗目标时，应特别关注患者接受DSMES的情况，根据具体情况做出切实可行的措施调整。在药物、活动、营养摄入或偏好等发生改变时，发生不明原因低血糖或高血糖时，需要支持或维持行为改善时，均应及时给予相应教育指导。

c.出现复杂情况时：需考虑新情况对自我管理的影响。例如：合并肾病或卒中；需要类固醇等影响血糖控制的药物治疗时;需要改变营养、体力活动、工作性质等;计划怀孕或怀孕;身体功能障碍,如认知障碍、视力障碍、运动障碍等;情绪因素,如焦虑或抑郁等。针对血糖影响的复杂性,指导患者调整或学习新的自我管理技能和给予行为支持,必要时转诊。

d.健康状态和照护发生改变时:生活状况改变,如住院或门诊就诊,或生活环境变化(独居/与家人同住);临床护理团队变化;治疗方案变化,如启动胰岛素或强化治疗、使用新设备或技术,以及其他治疗变化;保险覆盖范围改变(有无保险报销、保险药物范围改变);与年龄相关的变化,如认知、视觉、听觉等改变。针对具体情况,指导调整糖尿病自我管理计划,协助应对影响因素,给予行为和情感支持,最大限度地提高患者生活质量。

(四)急性期治疗原则及监测项目、随访频率

1.低血糖

a.常见诱因:进食不足,运动量增加,酒精摄入,药物过量,糖尿病自主神经病变,肝肾功能不全,等等。

b.血糖的识别:糖尿病患者出现交感神经过度兴奋(如心悸、焦虑、出汗、头晕、手抖、饥饿感等)或中枢神经系统症状(如神志改变、认知障碍、抽搐和昏迷)时,应考虑低血糖的可能,及时监测血糖。

c.诊断标准:糖尿病患者只要血糖水平≤3.9 mmol/L就属于低血糖范畴。

d.处理:血糖≤3.9 mmol/L即需要补充葡萄糖或含糖食物。意识清楚者给予口服15～20 g糖类食品(葡萄糖为佳);意识障碍者给予50%葡萄糖液20～40 mL静脉注射。每15 min监测血糖1次。如血糖仍≤3.9 mmol/L,再给予15～20 g葡萄糖口服或50%葡萄糖液20～40 mL静脉注射;如血糖在3.9 mmol/L以上,但距离下一次就餐时间在1 h以上,给予含淀粉或蛋白质食物;如血糖≤3.0 mmol/L,继续给予50%葡萄糖液60 mL静脉注射。如低血糖仍未纠正,给予静脉输注5%或10%葡萄糖液,并在监护下及时转诊。血糖异常诊治流程详见图1-7。

e.预防策略:糖尿病患者应加强血糖自我监测;定时定量进餐;选择适合的运动方式;避免酗酒及空腹饮酒;对有低血糖,尤其是严重低血糖或反复发生低血糖的患者,应放宽血糖控制目标,及时调整治疗方案;糖尿病患者应常规随身备用碳水化合物类食品,一旦发生低血糖,立即食用。

2.高血糖危象

高血糖危象包括糖尿病酮症酸中毒(DKA)和高血糖高渗状态(HHS)。DKA和HHS建议采取类似的治疗措施。一般而言,治疗目标包括纠正脱水、高血糖、高渗透

怀疑低血糖时立即测定血糖水平,以明确诊断;无法测定血糖时按低血糖处理

意识清楚者 → 口服 15～20 g 糖类食品(葡萄糖为佳)

意识障碍者 → 给予 50% 葡萄糖液 20～40 mL 静脉注射

每 15 min 监测血糖 1 次

血糖仍≤3.9 mmol/L,再给予葡萄糖口服或静脉注射

血糖>3.9 mmol/L,但距离下一次就餐时间在 1 h 以上,给予含淀粉或蛋白质的食物

血糖仍≤3.0 mmol/L,继续给予 50% 葡萄糖 60 mL 静脉注射

低血糖已纠正:
· 了解低血糖的原因,调整用药
· 注意低血糖诱发的心脑血管疾病
· 建议患者经常进行自我血糖监测
· 对患者实施糖尿病教育,携带糖尿病急救卡

低血糖未纠正:
· 静脉输注 5% 或 10% 的葡萄糖
· 及时转诊

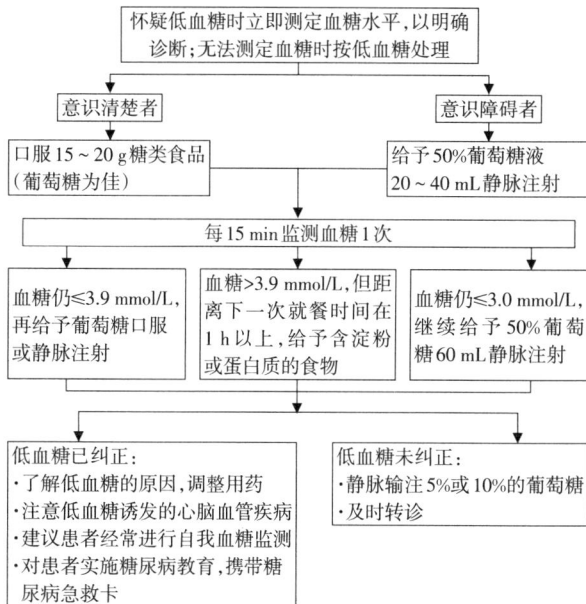

图 1-7　血糖异常诊治流程

压、电解质失衡和酮血症,以及诱发因素的识别和治疗。对于高血糖危象的管理方案见图 1-8。临床上糖尿病患者如出现原因不明的恶心、呕吐、腹痛、酸中毒、脱水、休克、神志改变、昏迷,尤其是呼吸有酮味(烂苹果味)、血压低而尿量多者,且血糖≥16.7 mmol/L,应考虑高血糖危象,尽快转诊。转诊前推荐建立静脉通道,给予静脉输注生理盐水补液治疗。

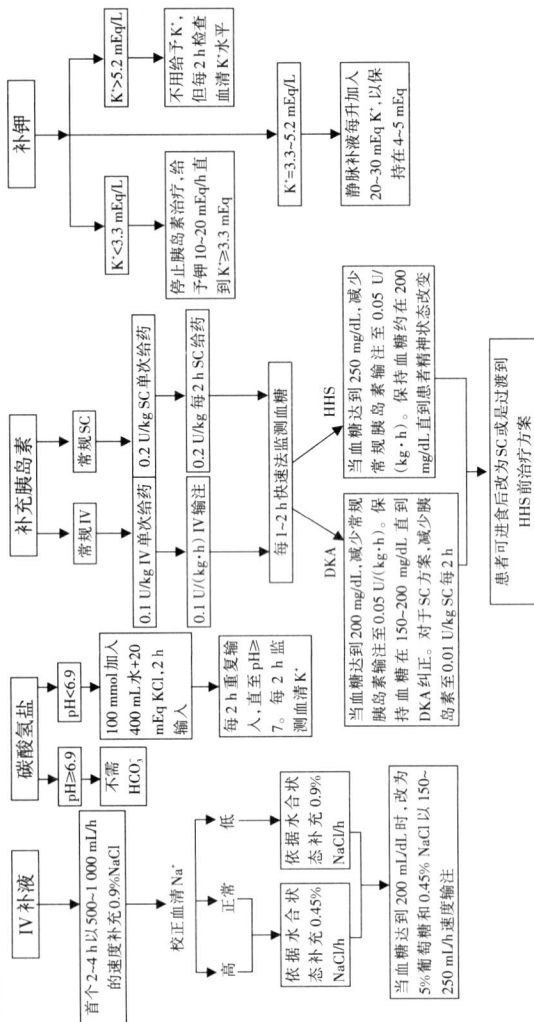

IV补液
- 首个2~4 h以500~1 000 mL/h的速度补充0.9%NaCl
- 校正血清Na$^+$
  - 高 → 依据补水状态补充0.45%NaCl/h
  - 正常 → 依据补水状态补充0.45%NaCl/h
  - 低 → 依据补水状态补充0.9%NaCl/h
- 当血糖达到200 mL/dL时，改为5%葡萄糖和0.45%NaCl以150~250 mL/h速度输注

碳酸氢盐
- pH<6.9：100 mmol加入400 mL水+20 mEq KCl，2 h输入。每2 h重复输入，直至血pH≥7。每2 h监测血清K$^+$
- pH≥6.9：不需HCO$_3^-$

补充胰岛素
- 常规SC → 0.2 U/kg SC单次给药 → 0.2 U/kg 每2 h SC给药
- 常规IV → 0.1 U/kg IV单次给药 → 0.1 U/(kg·h) IV输注
- 每1~2 h快速法监测血糖
  - DKA：当血糖达到200 mg/dL，减少常规胰岛素输注至0.05 U/(kg·h)。保持血糖在150~200 mg/dL。对于SC方案，减少胰岛素至0.01 U/kg每2 h
  - HHS：当血糖达到250 mg/dL，减少常规胰岛素输注至0.05 U/(kg·h)。保持血糖约200 mg/dL，直到患者精神状态改变
- 患者可进食后改为SC或延迟过渡到HHS前治疗方案

补钾
- K$^+$>5.2 mEq/L：不用给予K$^+$，但每2 h检查K$^+$水平
- K$^+$<3.3 mEq/L：停止胰岛素治疗，给予钾10~20 mEq/h直到K$^+$≥3.3 mEq
- K$^+$=3.3~5.2 mEq/L：静脉补液每升加入20~30 mEq K$^+$，以保持4~5 mEq/L

图1-8 高血糖危象的管理方案

注：IV，静脉注射；SC，皮下注射。

（五）康复治疗

1.糖尿病患儿的照护

在急性期，家人必须学会"基本常识"，包括监测患儿的血糖、尿和/或血酮，在适当的时候准备和皮下注射正确剂量的胰岛素，识别和处理低血糖反应，并拟定基本的饮食计划。大多数的家人都在努力进行心理调试，以适应患儿罹患糖尿病的状况，因此没有多余的能力来学习新知识。在头几天，涵盖这些基本主题的画面材料有助于这个家庭。儿童及其家属还必须完成进阶的自我管理课程来灵活进行弹性胰岛素管理。

（1）营养管理：在根据年龄、性别、体重和活动量来估算儿童的营养需求时，还需考虑食物偏好，包括文化和种族偏好。

（2）血糖自我监测：每天至少4次测量血糖：早餐前、午餐前、晚餐前和睡前。当胰岛素治疗启用时，以及剂量调整可能影响夜间血糖时，也应在半夜12点和凌晨3点自我监测血糖，以监测夜间低血糖。血糖值应大约为空腹时 4.44 mmol/L（80 mg/dL）至餐后 7.78 mmol/L（140 mg/dL）之间。

（3）连续葡萄糖监测（CGM）：除显示即时葡萄糖数据外，连续葡萄糖监测器具有可设定在低于或高于预定血糖阈值的警报。这个安全功能可以帮助年轻儿童的父母识别夜间低血糖。此外,连续葡萄糖监测显示糖变化的速率和方向,并警告患者可能导致危险的低血糖或高血糖的趋势。

(4)运动:糖尿病患儿不应被禁止参加包括竞技运动之外的任何形式的运动。代谢控制不佳的患者,因运动会引起逆调节性激素增加,故剧烈运动在高血糖情况下也可能会导致酮酸症。

(5)调整:根据需要来改变胰岛素剂量,包括矫正高血糖症、预期额外摄取碳水化合物而加补、预期运动而酌减。

(6)行为/心理方面和饮食疾患:父母常有焦虑感和内疚感,类似的感觉在儿童中也常见,特别是在叛逆的少年。此外,尚会有拒绝和排斥行为。共同分担责任制与更佳的心理健康状态、良好的自我照顾行为和良好的代谢控制一直有关。

(7)认知功能:与晚发型糖尿病和健康对照组相比,早发型糖尿病(年龄小于七岁)较易患认知障碍,需要家人及医护人员给予更多关注。

2.妊娠期糖尿病患者的照护

随着怀孕的结束,血糖代谢的变化及升高的胰岛素阻抗通常会恢复正常。但是诊断为妊娠期糖尿病的妇女,日后仍有较高的比例发展为糖尿病前期或糖尿病(大部分为

T2DM)。因此,建议产后持续追踪血糖,以早期筛检出糖尿病前期T2DM。建议于产后6~12周时接受糖尿病筛检。由于HbA1c容易受到孕期生理变化及生产时出血的影响,因此产后第一次糖尿病筛检建议使用75 g葡萄糖耐量试验,测定空腹及2 h血糖。若产后首次的筛检结果未达糖尿病诊断标准,建议有妊娠期糖尿病病史的妇女,依据其患糖尿病的风险,之后每1~3年筛检1次是否患有糖尿病。

3.糖尿病患者足部健康照护

异常步态与日常趾甲修剪不当是导致畸形趾甲发生、发展的重要影响因素。异常步态可以改变指甲的生长方向,使甲板和甲床受损,加重趾甲畸形,增加糖尿病足溃疡的发生风险。临床实践中,护士应重视患者的步态训练,如借助步行阶梯训练装置开展步行训练、借助带有平衡杆的平板训练装置进行缓慢步态训练等;指导患者通过训练改善平衡功能,纠正异常步态,增加姿势的稳定性,促进趾甲正常生长。护士还需定期评估和检查患者是否存在错误修剪趾甲的行为,并予以及时纠正;可通过示范指导或观看视频等方式,帮助患者掌握正确的趾甲修剪方法。同时,指导患者进行正确的足部自检,了解甲病的处理方法。当足部出现嵌甲或真菌感染等任何异常情况时,需及时寻求专业人员的帮助。

（六）并发症

1.成人糖尿病急性并发症

（1）糖尿病酮症酸中毒。

糖尿病酮症酸中毒（DKA）是成人糖尿病最常见的急性并发症之一，临床以发病急、病情重、变化快为其特点。本症是糖尿病患者在各种诱因的作用下，胰岛素不足明显加重，升糖激素不适当升高，造成糖、蛋白质、脂肪，以及水、电解质、酸碱平衡失调而导致的以高血糖、高血酮、酮尿、脱水、电解质紊乱、代谢性酸中毒等为主要生化改变的临床综合征。

任何加重胰岛素绝对或相对不足的因素，均可成为DKA的发病诱因。许多患者的诱因不是单一的，10%～30%的患者可无明确诱因而突然发病。常见的诱因是：胰岛素使用不当，突然减量或随意停用或胰岛素失效，亦有因体内产生胰岛素抵抗而发生DKA者；感染是导致DKA最常见的诱因，以呼吸道、泌尿道、消化道的感染最为常见，下肢、会阴部及皮肤感染常易漏诊，应仔细检查；饮食失控，进食过多高糖、高脂肪食物或饮酒等；精神因素、精神创伤、过度激动或劳累等；应激、外伤、手术、麻醉、妊娠、中风、心肌梗死、甲亢等，应用肾上腺皮质激素治疗也可引起DKA。

a.临床表现。

●症状:糖尿病本身症状加重,多尿、多饮明显、乏力、肌肉酸痛、恶心、呕吐、食欲减退,可有上腹痛、腹肌紧张及压痛,似急腹症,甚至有淀粉酶升高,可能为胰腺血管循环障碍所致。由于酸中毒,呼吸加深加快,严重者出现Kuss-maul呼吸,这是酸中毒刺激呼吸中枢的化学感受器,反射性引起肺过度换气所致。呼气中有烂苹果味为DKA最特有的表现,神经系统可表现为头晕、头痛、烦躁,病情严重时可表现为反应迟钝、表情淡漠、嗜睡、昏迷。

●体征:皮肤弹性减退、眼眶下陷、黏膜干燥等脱水症,严重脱水时可表现为心率加快、血压下降、心音低弱、脉搏细速、四肢发凉、体温下降、呼吸深大、腱反射减退或消失、昏迷。

b.诊断。

对昏迷、酸中毒、失水、休克的患者,如血尿酮体阳性,血糖增高一般在16.7～33.3 mmol/L,超过33.3 mmol/L时多伴有高渗性高血糖状态,血pH和/或二氧化碳结合力降低,无论有无糖尿病史都可诊断为DKA。注意鉴别排除其他原因所致的酮症,如饥饿性酮症、酒精性酮症,其他原因所致的代谢性酸中毒,如乳酸酸中毒、肾衰竭。

c.治疗。

●补液:积极补液,治疗初期可用生理盐水,若合并休克或有效血容量严重不足,还可使用胶体,血糖降至13.9 mmol/L左右时,改用5%葡萄糖液并酌情加用胰岛素;第一个24 h补液总量一般为4 000～5 000 mL,严重失水者可达6 000～8 000 mL;补液速度应先快后慢,取决于患者的脱水程度及心功能,如无心功能不全,最初速度为15～20 mL/(kg·h)脱水需在24 h内纠正。补液过程中,根据血压、心率、每小时尿量及周围循环状况调节输液量和输液速度。清醒患者在无明显消化道症状前提下,积极鼓励饮水。

● 胰岛素应用:正规胰岛素小剂量持续静脉应用,0.1 U/(kg·h)的用量已足够抑制酮体生产,血糖下降速度不宜过快,以每小时下降3.9～6.1 mmol/L为宜。如血糖下降速度每小时小于2.8 mmol/L,在排除酸中毒和补液不足的前提下,可适当增加胰岛素用量。一旦血糖降至13.9 mmol/L以下,适当减少胰岛素输注速度,并密切监测血糖。根据血糖调整胰岛素用量,维持血糖在7.8～10 mmol/L,在酮体转阴前持续葡萄糖加胰岛素静脉补液。

● 纠正酸中毒:DKA时通常无严重酸中毒,通过积极补液、胰岛素静脉应用即可纠正,过于积极的补碱可引起脑脊液 pH 降低、脑水肿、碱中毒、低钾血症等,故补碱需慎重。通常 pH 低于7.0时方可小剂量应用碳酸氢钠,并需动态复查,必要时重复应用。

●电解质紊乱:在开始胰岛素及补液治疗后,患者的尿量正常,血钾低于5.5 mmol/L即可静脉补钾。治疗前已有低钾血症,尿量≥40 mL/h时,在胰岛素及补液治疗的同时必须补钾。严重低钾血症(<3.3 mmol/L)可危及生命,此时应立即补钾。当血钾升至3.5 mmol/L时,再开始胰岛素治疗,以免发生心律失常、心搏骤停和呼吸肌麻痹。

●监测:成功治疗DKA必须在治疗过程中多次对患者的临床症状和实验室检查进行监测。每小时监测血糖(指测末梢血糖或静脉血糖)1次,每2~4 h复查电解质和动脉血气,每4 h复查肾功能。若治疗有效,通常不需要频繁复查血尿酮体。

●诱因及并发症治疗:如感染、休克、心力衰竭、心律失常、肺水肿、脑水肿和肾衰竭。

(2)糖尿病高血糖高渗状态。

高渗性高血糖状态,是糖尿病的一种少见而严重的急性并发症,也是糖尿病昏迷的一种特殊类型。临床表现以严重高血糖、高血浆渗透压、严重脱水、无明显酮症、伴有进行性意识障碍为主。多见于老年糖尿病患者,此症病情危重,病死率极高。近年来,由于诊治水平的提高,病死率显著下降,但仍高达15%~20%。因此早期诊断和早期治疗尤为重要。

本病的临床特征为:①约2/3的病例在发病前有轻度

糖尿病史;②多见于老年人;③血糖大于 33.0 mmol/L（600 mg/dL）;④血浆渗透压>350 mOsm/L;⑤血尿素氮升高;⑥无酮症酸中毒;⑦死亡率高,临床上比糖尿病酮症酸中毒少见。

常见的诱因如下。①应激:常见的应激有感染、外伤、手术、脑血管意外、心肌梗死、中暑、消化道出血、烧伤和胰腺炎等。以感染最为常见。②水摄入不足或水丢失过多:本病多见于老年人,老年人口渴感和 ADH 释放的渗透压调节阈值上调,血浆渗透压已超过正常阈值而无口渴感和 ADH 释放,从而导致水摄入不足和肾小管重吸收水不增加,使血浆渗透压升高。其他使摄水减少的原因还有生活不能自理、神志不清、饥饿、限制饮水、严重呕吐或腹泻、使用利尿剂或脱水剂、腹膜透析或血液透析、大面积烧伤患者或并发尿崩症引起脱水。老年人由于渴感中枢不敏感,主动饮水少,更易引起脱水。③糖负荷增加:凡能抑制胰岛素释放和使血糖升高的药物,均可诱发本综合征的发生,如糖皮质激素、甲状腺激素、免疫抑制剂、利尿剂等;或大量输入葡萄糖液、饮多量橘子水、静脉高营养和高糖饮食等。④其他:合并库欣综合征、肢端肥大症、甲状腺功能亢进症等内分泌疾病,或急、慢性肾功能不全,糖尿病肾病等等。由于肾小球滤过率下降,对血糖的清除率亦下降。

a.临床表现。

起病一般比较缓慢,往往表现为糖尿病症状加重,呈烦渴、多饮、多尿、乏力、头晕、食欲不振、恶心、呕吐、腹痛等,反应迟钝,表情淡漠。如得不到及时治疗,则病情继续发展。由于严重的失水引起血浆高渗和血容量减少、体重明显下降、皮肤干燥无弹性、眼球凹陷、血压下降、心率加速,甚至四肢发冷等休克表现。有的病例由于严重脱水而少尿、无尿。神经系统方面可表现为不同程度的意识障碍,从意识淡漠、昏睡,直至昏迷;有时有幻觉、胡言乱语、躁动不安等;有时精神症状严重。有时体温可上升至40℃以上,由于极度高血糖和高血浆渗透压,血液浓缩,黏稠度增高,易于发动静脉血栓形成,尤以脑血栓为严重,导致较高的病死率。

b.诊断。

中老年患者有显著的精神障碍和严重脱水,而无明显的深大呼吸,应考虑到发生本病的可能。诊断依据包括:①中老年患者,血糖≥33.3 mmol/L;②有效血浆渗透压≥320 mOsm/kgH$_2$O;③血清碳酸氢根≥15 mmol/L 或动脉血 pH≥7.30;④血酮体阴性或弱阳性。另外,由于本病可以与 DKA 同时存在,故③④不能作为否定诊断依据。

c.治疗。

急救治疗原则同糖尿病酮症酸中毒,主要包括积极补液、纠正脱水,小剂量胰岛素静脉输注控制血糖;纠正水、电解质紊乱和酸碱平衡失调,以及去除诱因和治疗并发症。

• 补液:本病患者均有严重脱水,而高渗状态引起的脑细胞脱水是威胁患者生命的主要原因,因此积极补液在治疗中至关重要。治疗初期首选生理盐水,如合并休克或有效血容量严重不足,还可适量使用胶体。治疗开始时,应每小时检测或计算血浆有效渗透压,血浆有效渗透压=$2 \times ([Na^+]+[K^+])(mmoL/L)+$血糖$(mmol/L)$,并据此调整输液速度以使其逐渐下降,速度为$3 \sim 8$ mOsm/$(kg \cdot h)$。当补足液体而血浆渗透压不再下降或血钠升高时,可考虑给予0.45%生理盐水。血糖降至16.7 mmol/L左右时,改用5%葡萄糖液并酌情加用胰岛素;第一个24 h补液总量一般为体重的10%~12%,补液速度应先快后慢,取决于患者脱水程度及心功能,如无心功能不全,最初速度为15~20 mL/$(kg \cdot h)$,脱水需在24 h内纠正。补液过程中根据血压、心率、每小时尿量及周围循环状况调节输液量和输液速度,必要时监测中心静脉压。清醒患者在无明显消化道症状前提下积极鼓励饮水。

• 胰岛素应用:正规胰岛素小剂量持续静脉应用,0.1 U/$(kg \cdot h)$的起始用量,血糖下降速度不宜过快,如血糖下降速度每小时小于2.8 mmol/L,在排除补液不足的前提下,可适当增加胰岛素用量。一旦血糖降至16.7 mmol/L以下,适当减少胰岛素给药速度,并密切监测血糖,根据血糖调整胰岛素用量,维持血糖在7.8~10 mmol/L。在患者恢复正常饮食前持续葡萄糖加胰岛素静脉补液。

● 电解质紊乱:在开始胰岛素及补液治疗后,患者的尿量正常,血钾低于5.5 mmol/L即可静脉补钾。治疗前已有低钾血症,尿量≥40 mL/h时,在胰岛素及补液治疗同时必须补钾。严重低钾血症(<3.3 mmol/L)可危及生命,此时应立即补钾。当血钾升至3.5 mmol/L时,再开始胰岛素治疗,以免发生心律失常、心搏骤停和呼吸肌麻痹。

● 监测:成功治疗本病必须在治疗过程中多次对患者的临床症状和实验室检查进行监测。每小时监测血糖(指测末梢血糖或静脉血糖)1次,每2~4 h复查电解质,如有肾功能不全需同时复查肾功能。

● 诱因及并发症治疗:如感染、休克、心力衰竭、心律失常、肺水肿、脑水肿和肾衰竭。

(3)低血糖。

低血糖症是一组由多种病因引起的血浆葡萄糖浓度过低,临床上以交感神经兴奋和脑细胞缺糖为主要特点的综合征。一般以血浆葡萄糖浓度<2.8 mmol/L作为低血糖的标准,糖尿病患者血糖值<3.9 mmol/L,即认为是低血糖。

低血糖的分类:根据血糖检测结果及临床表现,可以把低血糖症分为以下类型。①血糖警惕值:血糖≤3.9 mmol/L,

需要服用速效碳水化合物和调整降糖方案。②临床显著低血糖:血糖<3.0 mmol/L,提示有严重的、临床上有重要意义的低血糖。③严重低血糖:没有特定血糖界限,伴有严重认知功能障碍且需要其他措施帮助恢复的低血糖。

此外,根据低血糖症进展的速度可分为急性、亚急性和慢性低血糖症;根据低血糖症的发生与进食之间的关系可分为空腹性及非空腹性(或餐后)低血糖症;根据低血糖症的病因,可分为器质性和功能性,或外源性、内源性和功能性;根据其发病机制可分为血糖利用过度或血糖生成不足等。

a.发病诱因。

● 药物性:胰岛素、口服降糖药物(特别是胰岛素促泌剂)、酒精、β受体阻滞剂,以及部分非甾体类抗炎药,均会诱发低血糖的发生。

● 内分泌系统疾病性低血糖症:胰岛素瘤、异位胰岛素瘤、腺瘤、微小腺瘤(癌)、胰岛 β 细胞增生、胰岛细胞增殖症、多发性内分泌腺瘤 Ⅰ 型伴胰岛细胞癌等。

● 胰外肿瘤:除胰岛 β 细胞瘤外,伴发低血糖的肿瘤以间质肿瘤最为常见,同时肝肿瘤、肾上腺癌、胃肠道癌等肿瘤可出现伴瘤内分泌综合征,从而引起低血糖。

● 肝源性低血糖:当肝功能严重损害时,如各型严重肝炎、晚期肝硬化、广泛性肝坏死、重度脂肪肝等患者,一方面由于肝脏储存糖原及糖异生等功能低下,不能有效地调节血糖而产生低血糖;另一方面胰岛素在肝内灭活减弱,对血糖水平也产生一定的影响,特别是在碳水化合物摄入不足时,更易发生。

● 肾脏疾病所致低血糖症:慢性肾衰竭(CRF)时,毒素致使患者食欲下降、恶心、呕吐,消化吸收功能紊乱等造成热量摄入不足;同时糖异生作用显著减弱导致低血糖。

● 其他:营养不良致低血糖症、反应性或功能性低血糖症、婴幼儿低血糖症及自身免疫性低血糖症。

b.临床表现。

与血糖水平及血糖的下降速度有关,可表现为交感神经兴奋(如心悸、焦虑、出汗、饥饿感等)和中枢神经症状(如神志改变、认知障碍、抽搐和昏迷)。但老年患者发生低血糖时常可表现为行为异常或其他非典型症状。夜间低血糖常因难以被发现而得不到及时处理。有些患者屡发低血糖后,可表现为无先兆症状的低血糖昏迷。

c.诊断标准。

低血糖的诊断主要依靠症状和发作时测到血糖水平下降,由于低血糖症状的非特异性,不同个体间及同一个体不同时间的表现均可存在差异,不能单凭症状和体征做出低血糖的诊断。患者有任何下述症状时,均应考虑到低血糖症的可能:①有低血糖症状与体征;②有发生低血糖危险者,如药物治疗的糖尿病患者、酗酒者等;③同样情况(空腹、餐后、运动后)下发生过低血糖者;④有痉挛、阵发性精神异常、不明原因的昏迷。

血糖测定是诊断低血糖的重要依据,若患者在低血糖症状发作时血糖水平>3.9 mmol/L,可排除诊断;若血糖水平<2.8 mmol/L,且重复测定血糖多次均降低,即可确诊。根据 Whipple 三联征,低血糖诊断的建立并不困难(图1-9):有低血糖症状,发作时血糖水平<2.8 mmol/L,供糖后低血糖症状迅速缓解。一次测定血糖水平下降不明显,或处

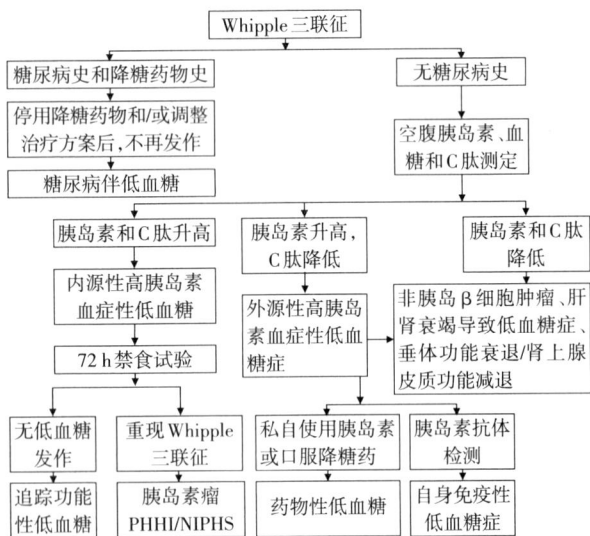

图1-9 低血糖的诊断

于非发作期的患者,应多次检测有无空腹或吸收后低血糖。一些糖尿病患者,在发作前血糖水平很高,下降幅度太快。患者在出现低血糖症状和体征时,血糖水平 > 2.8 mmol/L(50 mg/dL),可诊断为低血糖反应。

d.急救治疗。

●轻症或患者神志尚清楚并能进食时,立即服用下列任何一种可快速升高血糖的食品。

●联合应用 α-葡萄糖苷酶抑制剂(如拜糖苹或倍欣等)所致的低血糖,治疗时应给予口服含葡萄糖的食品。

●重症或意识障碍者应即刻注射 50% 葡萄糖 40 ~ 60 mL(3 ~ 5 min 之内)。

●注射葡萄糖后应持续静脉滴注 10% 葡萄糖液,间歇以 50% 葡萄糖液静脉推注。

●如果仍不能使血糖维持在 5.56 mmol/L(100 mg/dL)以上,应加用可的松静脉滴注(100 ~ 200 mg 加入 500 mL 液体中)。

●患者清醒后,为防止再度出现低血糖,需要观察 12 ~ 48 h,甚至更长时间。

●对低血糖昏迷者,如不能及时注射葡萄糖,可肌注或静脉注射胰高血糖素或肾上腺素 1 mg。如 5 ~ 20 min 内未清醒,则重复使用,患者清醒后需进食或给予葡萄糖。

●长时间严重低血糖导致脑水肿,应加用脱水剂(如甘露醇)。

2.成人糖尿病慢性并发症

糖尿病的慢性并发症可遍及全身各重要器官,并发症可单独出现或以不同组合同时或先后出现。并发症可在诊断糖尿病前已经存在,有些患者因并发症而发现患有糖尿病。常见并发症如下。

(1)大血管病变:与非糖尿病人群相比较,糖尿病人群中动脉粥样硬化的患病率较高,发病年龄较轻,病情进展较快。作为代谢综合征的重要组分,已知动脉粥样硬化的易患因素(如肥胖、高血压、脂代谢异常等)在糖尿病(主要是T2DM)人群中的发生率均明显增高。动脉粥样硬化主要侵犯主动脉、冠状动脉、脑动脉、肾动脉和肢体外周动脉等,引起冠心病、缺血性或出血性脑血管病、肾动脉硬化、肢体动脉硬化等。

(2)微血管病变:微血管是指微小动脉和微小静脉之间、管腔直径在100 μm以下的毛细血管及微血管网。微血管病变主要表现在视网膜、肾、神经和心肌组织的病变,其中尤以糖尿病肾病和视网膜病变较为重要。

a.糖尿病肾病:常见于病史超过10年的患者。是T1DM患者的主要死亡原因;在T2DM患者,其严重性仅次于心脑血管病。糖尿病肾病常常是根据持续存在的UACR增高和/或eGFR下降,同时排除其他CKD而做出的临床诊断。推荐采用随机尿测定 UACR。随机尿 UACR≥30 mg/g 为尿白蛋白排泄增加。在 3～6 个月内重复检查 UACR,3 次中有 2 次尿白蛋白排泄增加,排除感染等因素即可诊断白蛋白尿。临床上常将 UACR 30～300 mg/g 称为微量白蛋白尿,UACR>300 mg/g 称为大量白蛋白尿。糖尿病肾损害的发生、发展可分五期。①Ⅰ期:为糖尿病初期,肾小球入球小动脉扩张,肾血浆流量增加,肾小球滤过率(GFR)明显升高。②Ⅱ期:尿白蛋白排泄率多数正常,可间歇性增高(如运动后、应激状态下),GFR 轻度增高。③Ⅲ期:早期肾病,出现微量白蛋白尿,即 UAER 持续在 20～200 μg/min (正常<10 μg/min),GFR 仍高于正常或正常。④Ⅳ期:临床肾病,尿蛋白逐渐增多,UAER>200 μg/min,即尿白蛋白排出量>300 mg/24 h,相当于尿蛋白总量>0.5 g/24 h。GFR 下降,可伴有水肿和高血压,肾功能逐渐减退。⑤Ⅴ期:尿毒症,多数肾单位闭锁,UAER 降低,血肌酐升高,血压升高。

b.糖尿病视网膜病变:糖尿病病程超过 10 年,大部分患者合并程度不等的视网膜病变,是失明的主要原因之一。视网膜改变可分为六期,分属两大类。Ⅰ期:微血管瘤、小出血点。Ⅱ期:出现硬性渗出。Ⅲ期:出现棉絮状软性渗出。以上Ⅰ—Ⅲ期为背景性视网膜病变。Ⅳ期:新生血管形成、玻璃体积血。Ⅴ期:纤维血管增殖、玻璃体机化。Ⅵ期:牵拉性视网膜脱离、失明。以上Ⅳ—Ⅵ期为增殖性视网膜病变（PDR）。当出现 PDR 时,常伴有糖尿病肾病及神经病变。

（3）神经系统并发症:可累及神经系统任何一部分,常见累及周围神经、自主神经。

a.周围神经病变:最为常见,通常为对称性,下肢较上肢严重,病情进展缓慢。先出现肢端感觉异常,可伴痛觉过敏、疼痛;后期可有运动神经受累,出现肌力减弱,甚至肌萎缩和瘫痪。腱反射早期亢进、后期减弱或消失,音叉震动感减弱或消失。电生理检查可早期发现感觉和运动神经传导速度减慢。单一外周神经损害较少发生,主要累及脑神经。

b.自主神经病变:也较常见,并可较早出现,影响胃肠、心血管、泌尿生殖系统功能。临床表现为瞳孔改变（缩小且不规则、光反射消失、调节反射存在）、排汗异常（无汗、少汗或多汗）、胃排空延迟（胃轻瘫）、腹泻（饭后或午夜）、便秘等,直立性低血压、持续心动过速、心搏间距延长等,以及残尿量增加、尿失禁、尿潴留、阳痿等。

3.儿童青少年糖尿病相关并发症和其他并发症

近年来,儿童和青少年糖尿病发病率明显上升,尤其是低龄儿童。目前在我国,儿童及青少年糖尿病仍以 T1DM 为主,占儿童糖尿病的 85%～90%。调查研究发现,我国部分地区儿童 1 型糖尿病的发病率每年增加 4.36%,5

岁以下人群及男孩的增长率最高。另一项长达15年的大规模流行病学调查发现,上海市儿童1型糖尿病发病率每年正以14.2%的速度增长,4岁以下儿童占新发患儿比例达22%。2010—2013年,覆盖全年龄段的中国1型糖尿病研究中表明,1型糖尿病全年龄层发病率为0.93/10万人年,其中0～14岁组1.90/10万人年的发病率明显升高。相比于20多年前DIAMOND研究14岁以下儿童0.51/10万人年的发病率,提示过去20多年,15岁以下儿童1型糖尿病发病率增加近4倍。我国属儿童和青少年T1DM的年发病率低发区,但由于我国人口基数大,故T1DM患者的绝对数较高。目前认为儿童和青少年T1DM是在遗传易感性的基础上,外界环境因素(如化学和/或病毒)引发机体自身免疫功能紊乱,导致胰岛β细胞的损伤和破坏,引起胰岛素分泌绝对不足,需要终身胰岛素替代治疗。由于带病生存的时间长于成人糖尿病患者,血糖控制良好与否与并发症密切相关,因此治疗目标是达到最佳血糖控制,以延缓或防止并发症。儿童1型糖尿病急性并发症包括糖尿病酮症酸中毒、高血糖高渗状态、低血糖及感染。慢性并发症包括微血管和大血管并发症。

(1)儿童青少年糖尿病急性并发症。

a.糖尿病酮症酸中毒:糖尿病酮症酸中毒是儿童、青少年糖尿病死亡的重要原因之一,是以高血糖、高血酮、酮尿、脱水、电解质紊乱、代谢性酸中毒为特征的一组综合征。糖尿病酮症酸中毒诊断标准如下：血糖>11.1 mmol/L，动脉血气 pH<7.3，或血 HCO_3^- <15 mmol/L，酮血症和/或伴有酮尿症。糖尿病酮症酸中毒高危因素包括糖尿病控制不佳、暴饮暴食、胰岛素注射中断、胰岛素泵使用不当、无钱就医、问题家庭儿童。治疗方法是紧急评估、急诊处理和对症处理、治疗监测、再次评估、调整治疗。由于糖尿病酮症酸中毒时高血糖的利尿作用，导致大量的水和电解质从尿中排出。因此，补液和补充电解质都相当重要。补液的目的是补充有效循环血容量，保证肾脏血流灌注以促进葡萄糖和酮体的排出，同时注意减少脑水肿的发生。需要注意的是，糖尿病酮症酸中毒患儿症状性脑水肿的发生率为 0.5%～0.9%，其中 21%～24%死亡。脑水肿的潜在危险因素包括前 4 h 补液量过大、重度糖尿病酮症酸中毒、碳酸氢钠治疗等。因此，为避免脑水肿，应该在治疗中注意以上因素。

　　b.高血糖高渗状态：高血糖高渗状态的诊断标准如下。

　　①血糖>33.3 mmol/L；②动脉血气 pH>7.30；③ HCO_3^- > 15 mmol/L；④酮体阴性或弱阳性；⑤血浆有效渗透压>320 mmol/L；⑥意识混沌、恍惚或昏迷。高渗状态的产生是复杂的。由于胰岛素绝对或相对不足，升糖激素（如胰高血糖素、儿茶酚胺类激素等）升高，导致糖利用下降、糖原

分解增加、糖异生增加,产生高血糖,临床表现为渗透压增高。部分患儿在发病前有短期大量高碳酸饮料摄入或者输注含糖液,加重了高血糖,渗透性利尿增加,水和电解质丢失增加,严重者可合并低血容量休克、肾功能不全等。输注含糖液等医源性因素亦可导致高血糖高渗状态的发生或者加重。儿童糖尿病酮症酸中毒-高血糖高渗状态发病率低,但病情复杂、更危重、处理棘手、预后差,应引起临床医师的足够重视。对临床症状不典型的患儿尤其应注意糖尿病的鉴别,避免医源性高渗的发生。

c.低血糖:低血糖是1型糖尿病最常发生的急性并发症,可以引起认知障碍,以及情绪改变(如抑郁、激惹或恐惧等),严重者可引起永久性的后遗症,并且有潜在的生命危险。因此必须避免低血糖,尤其是无感知性低血糖的发生,一旦发生需要快速纠正。目前国内外指南及专家共识对低血糖的定义:糖尿病患者血糖水平低于3.9 mmol/L。应该培训儿童、青少年、家长及看护者,使其认识低血糖的前兆,并且能及时处理低血糖。低血糖的发生与下列因素相关:年龄(婴幼儿更易发生低血糖)、更低的HbA1c和更大的胰岛素剂量,以及饮食、体育活动的改变等。胰岛素治疗过程中,随着血糖的下降,低血糖的风险逐渐增加。儿童急性低血糖的紧急处置流程见"急性低血糖"部分。

（2）儿童青少年糖尿病微血管病变

儿童糖尿病的微血管并发症主要为视网膜病变和肾病，前者可引起视力缺失或失明，后者可引起高血压和肾衰竭。视网膜病变通过检查眼睛即可确诊，而糖尿病肾病的早期阶段则需要检测微量蛋白尿，微量蛋白尿有很好的预测作用。

a. 视网膜病变：糖尿病视网膜病变是青年致盲的最常见原因。早期视网膜病变是无临床症状的，但是在有10年以上病程的糖尿病年轻患者中，很大一部分可以被敏感的检测方法（如眼底照相和荧光血管造影）探查出来。但是该病变儿童期出现的概率很小，病程15～20年时糖尿病视网膜病变急剧增加，大约80%的糖尿病患者有视网膜病变。因此，预防视网膜病变的主要手段是早期筛查。建议每年进行眼底照相检查，以早期发现并适时治疗。

b. 肾脏病变：糖尿病肾病和终末期肾衰竭一直是1型糖尿病年轻患者死亡的主要原因。有证据表明，微量蛋白尿通常发生在糖尿病诊断后的20～25年，之后发生率下降。1型糖尿病由微量蛋白尿发展成肾病需要经过缓慢的过程（>20年）。但另一项研究发现，1型糖尿病从微量蛋白尿发展成肾病，45%的患者病程<15年。持续性蛋白尿预示有可能发展成肾衰竭的最终阶段，并且可以增加患大血管疾病的风险。目前，糖尿病肾病还是采用5期的分期

法。0期:无微量蛋白尿。1期:间断微量蛋白尿或早期肾小球损伤。2期:持续性微量蛋白尿或初始糖尿病肾病。3期:早期明显的蛋白尿。4期:进展为糖尿病肾病,蛋白尿加重,肾小球滤过率下降。5期:终末固缩肾,即肾衰竭。糖尿病肾病早期通常无症状,需要严密筛查,以便于及早有效地干预治疗。必须强调的是,糖尿病控制得好,才能避免糖尿病肾病的发生、发展,早期发现才能在可逆的时段及时逆转。

4.妊娠期糖尿病及其并发症

妊娠期糖尿病是指妊娠期间发生的血糖代谢紊乱,但未达到显性糖尿病的水平,诊断标准为:孕期任何时间行75 g 口服葡萄糖耐量试验(OGTT),5.1 mmol/L≤空腹血糖<7.0 mmol/L,OGTT 1 h 血糖 ≥10.0 mmol/L,8.5 mmol/L≤OGTT 2 h 血糖<11.1 mmol/L,任 1 个点血糖达到上述标准,即可诊断为妊娠期糖尿病。由于空腹血糖随孕期进展逐渐下降,孕早期单纯空腹血糖>5.1 mmol/L不能诊断为妊娠期糖尿病,需要随访。妊娠期糖尿病患者体内代谢紊乱,若血糖控制不佳,易导致多种孕期并发症的出现,对母婴结局具有较大影响。现阶段,妊娠期高血压综合征、羊水过多、胎膜早破、巨大儿、胎儿窘迫等均为妊娠期糖尿病患者的常见并发症。此外,妊娠期糖尿病导致产妇远期代谢性疾病的发生风险也较普通人明显升高。

(1)妊娠期高血压综合征:高血糖可影响患者的脂质代谢,导致全身内皮炎症及血脂异常,引起内皮细胞受损,进而刺激血小板,造成血栓素A2的大量释放,可增加妊娠期高血压的发生风险。其中,血管内皮细胞损伤是妊娠期高血压发病的重要环节,多伴有血管内皮增厚、管腔变小等情况,可影响血管弹性,造成容量负荷,引起血压升高。

(2)羊水过多:羊水过多是妊娠期常见的并发症,可引起宫缩、呼吸困难、心功能不全等表现,易增加产妇的早产风险,且对胎儿健康产生较大威胁。机体高血糖水平可在一定程度上影响体内渗透压,致使母体葡萄糖大量转移至羊水,形成高渗状态,进而刺激羊膜组织,导致羊水的大量分泌。与此同时,母体葡萄糖可被不断输送到胎儿体内,导致胎儿体内渗透压增高,引起渗透性利尿,最终形成羊水过多。因此,羊水过多是妊娠期糖尿病患者的常见并发症之一,其发病与妊娠期糖尿病密切相关。

(3)胎膜早破:胎膜早破是导致早产的关键原因,亦是威胁母婴健康的重大隐患,对产妇及胎儿均有严重影响。妊娠期糖尿病是引起胎膜早破的危险因素,其结局与早产有关。感染是造成胎膜早破的常见原因之一,而妊娠期糖尿病患者的代谢状态多不正常,可进一步影响体内白细胞代谢,导致白细胞功能缺陷,增加患者的感染风险。与此同时,机体感染可造成炎症介质的大量释放,导致体内炎症加重,白介素-6、CRP等炎性因子水平的升高,可促进间叶细胞中蛋白溶解酶的释放,致使羊膜组织溶解,出现胎膜早破。此外,羊水量的增多可增加胎膜张力,导致胎膜早破的发生。

(4)巨大儿:巨大儿是指出生后 1 h 内体重大于 4 000 g 的新生儿,是产科常见的并发症之一,可导致分娩创伤及难产等不良情况,增加产妇的剖宫产风险。糖尿病孕妇的血糖及血脂水平均高于非妊娠期糖尿病孕妇,其妊娠期糖尿病与血糖、血脂水平是导致巨大儿形成的重要因素。

(5)胎儿窘迫:胎儿窘迫是临床剖宫产的主要适应证,多发生于妊娠后期及临产过程中,易危及胎儿生命健康。与健康孕妇相比,妊娠期糖尿病患者的胎儿窘迫风险明显增加。为了完成胎儿糖分的代谢,其胰岛素分泌随之增加,致使整体代谢水平提升,大大增加了胎儿对氧的需求量。当浓度无法满足其代谢需求时,可引发慢性酸中毒,形成胎儿窘迫。此外,妊娠期糖尿病引起的高渗状态,可影响机体血液循环,并牵连其脐带血管,导致胎儿血液循环异常,引起胎儿缺氧,致使胎儿窘迫。可见,胎儿窘迫的发生与妊娠期糖尿病存在较大关联。

(6)增加产妇远期代谢性疾病发生的风险:研究表明,具有妊娠期糖尿病病史的女性,产后发生糖尿病的相对风险是无妊娠期糖尿病病史女性的7.76倍。另外,与无妊娠期糖尿病病史的产妇相比,妊娠期糖尿病妇女产后面对的远期心血管危险因素也显著增多,产后远期发生心血管和脑血管疾病的风险分别是无妊娠期糖尿病孕妇的2.09倍和1.25倍。妊娠期糖尿病不仅对妇女本身的健康具有长期不利影响,对其子女也具有远期不利作用。根据天津妊娠期糖尿病孕妇及其后代的长期随访队列数据显示,母代暴露于妊娠期糖尿病环境的后代在3~7岁时发生超重、肥胖和高血压的风险显著增加。

(七)预后

1.住院糖尿病患者的管理

住院患者发生高血糖的情况非常普遍,包括入住内分泌科的成人糖尿病患者,其他内科、外科、急诊、重症监护科室的糖尿病或高血糖患者,以及妊娠期糖尿病或糖尿病合并妊娠患者等。制定患者的具体血糖控制目标,需根据患者的疾病类型、严重程度等进行分层,遵循个体化原则。对新诊断、非老年、无并发症及伴发疾病,经降糖治疗无低血糖风险的糖尿病患者,以及拟行整形手术等精细手术的患者,住院期间建议严格控制血糖;伴有稳定心脑血管疾病的高危人群[具有高危心脑血管疾病风险(10年心血管风险>10%)者,包括大部分>50岁的男性或>60岁的女性合并1项危险因素(心血管疾病家族史、高血压、吸烟、血脂紊乱或蛋白尿）者]、使用糖皮质激素的患者、择期行手术治疗的患者，以及外科重症监护室的危重症患者，建议选择一般血糖控制目标；对于低血糖高危人群[糖尿病病程>15年、存在无感知性低血糖病史、有严重伴发病（如肝肾功能不全）、全天血糖波动大并反复出现低血糖的患者]，以及因心脑血管疾病入院、有中重度肝肾功能不全、75岁以上老年人、预期寿命<5年（如癌症患者等）、存在精神及智力障碍、行急诊手术、行肠内或肠外营养及内科重症监护室的危重症患者，可使用宽松的血糖控制目标。此外，低血糖是代谢紊乱和/或糖尿病治疗的严重后果，住院患者必须尽量减少低血糖的发生。每个医院都应该设立标准化的低血糖预防和管理方案，见表1-38。血糖低于3.9 mmol/L时应采取措施或改变降糖方案，预防血糖进一步降低。此外，还应针对每个患者制订个体化预防和治疗低血糖的方案。在医院发生的低血糖事件，应记录在病历中并进行跟踪。对所有低血糖发作应当查找原因，常见的低血糖原因除胰岛素使用不当外，突然减少糖皮质激素剂量、减少进食、呕吐、静脉葡萄糖输注速度减慢、肠内或肠外营养意外中断，以及患者对低血糖反应减弱或不能及时表达，都可能导致医源性低血糖。

表1-38　住院糖尿病患者血糖管理目标分层

血糖管理目标	空腹或餐前血糖	餐后2h或随机血糖
严格	4.4～6.1	6.1～7.8
一般	6.1～7.8	7.8～10.0
宽松	7.8～10.0	7.8～13.9

2.肠内营养、围手术期患者血糖管理

　　糖尿病患者因各种疾病要进行手术治疗时,需要得到特别的关注。因为糖尿病患者常合并大血管和微血管并发症,这将增加手术风险。手术应激还可使血糖急剧升高,增加术后管理的难度,亦是术后病死率增加的原因之一。此外,高血糖可造成感染发生率增加,伤口愈合延迟,住院时间延长,影响患者的远期预后。然而,过于严格的血糖控制亦可造成低血糖发生率增加,导致心脑血管事件的发生。因此,对围手术期血糖进行规范管理,可提高糖尿病患者术后临床获益。围手术期血糖的正确处理需要根据每个患者的情况进行个体化管理,并需要外科、内分泌科、麻醉科及营养科医师之间良好的沟通与协作。

　　(1)择期手术:应对血糖控制及可能影响手术预后的糖尿病并发症进行全面评估。术前应检查所有糖尿病患者的随机血糖和HbA1c,以评估血糖控制情况。若随机血糖≥12.0 mmol/L或HbA1c≥9.0%,建议推迟手术。应根据患者的个体化情况来制定血糖控制目标。对多数住院围手术期糖尿病患者,推荐的血糖控制目标为7.8～10.0 mmol/L。

对少数低血糖风险低、拟行心脏手术及其他精细手术者，可建议更为严格的血糖控制目标6.1～7.8 mmol/L。而对于存在严重合并症或低血糖风险高的患者，可将血糖控制目标放宽到10.0～13.9 mmol/L。根据患者的血糖情况、一般状况及手术的类型决定是否需要停用之前的口服降糖药物，以及是否需要胰岛素治疗。对于需要禁食的手术，在手术当天早上停用口服降糖药物，给予胰岛素治疗。在禁食期间，每4～6 h进行血糖检测，超过血糖控制目标时，给予胰岛素治疗。对于口服降糖药血糖控制不佳及接受大中手术的患者，应及时改为胰岛素治疗。基础胰岛素联合餐时胰岛素可以有效改善血糖控制。关于基础胰岛素的剂量调整，手术当天早上应给予原剂量60%～80%的长效胰岛素或50%的中效胰岛素，停用所有的速效或短效胰岛素。

（2）急诊手术：主要评估血糖水平和有无酸碱平衡失调，以及有无水、电解质平衡紊乱。如果存在，建议先纠正代谢紊乱，使pH和渗透压接近正常后，再进行手术。如手术有利于减轻或缓解危急病情，无须在术前严格设定血糖控制目标，应尽快做术前准备，并同时给予胰岛素控制血糖，推荐予胰岛素静脉输注治疗。

3.老年人糖尿病管理

T2DM是老年糖尿病的主要类型。老年糖尿病患者异质性大,其患病年龄、病程、身体基础健康状况、各脏器和系统功能、并发症与合并症、合并用药情况、经济状况及医疗支持、治疗意愿、预期寿命等差异较大,综合评估老年糖尿病患者的健康状况是确定个体化血糖控制目标和治疗策略的基础,并以此为框架确定糖尿病管理的治疗目标和路径,血脂、血压控制也是如此,应根据临床特点对患者分型,但并非所有患者都可以进行精确的分型。患者和照顾者的意愿也是制订个体化治疗方案的重要考虑因素。需要注意的是,患者的健康状态和意愿可能会随时间而改变。对相对健康的老年糖尿病患者,如果仅使用低血糖风险低的口服降糖药物治疗,可以考虑将HbA1c控制到接近正常的水平;对健康中度受损或健康状态相对较差的老年糖尿病患者,可以酌情放宽血糖控制目标,但应避免高血糖引发的症状及可能出现的急性并发症。老年糖尿病患者应该在安全前提下进行有效的降糖治疗。健康教育、合理饮食、安全有效的运动应该贯穿老年糖尿病治疗的全程。通过严格控制血糖减少老年糖尿病患者并发症的获益有限,严格的血糖控制在一定程度上会增加低血糖风险。因此,需权衡患者治疗方案的获益风险比,对老年糖尿病患者进行分层管理,特别是低血糖高风险患者,更应施行个体化血糖控制目标。以下是老年糖尿病血糖分层控制目标(表1-39)。

表1-39　老年糖尿病患者血糖控制目标

血糖监测指标	未使用低血糖风险较高药物			使用低血糖风险较高药物		
	良好	中等	差	良好	中等	差
HbA1c	<7.5%	<8.0%	<8.5%	7.0%～7.5%	7.5%～8.0%	8.0%～8.5%
空腹或餐前血糖/(mmol/L)	5.0～7.2	5.0～8.3	5.6～10.0	5.0～8.3	5.6～8.3	5.6～10.0
睡前血糖/(mmol/L)	5.0～8.3	5.6～10.0	6.1～11.1	5.6～10.0	8.3～10.0	8.3～13.9

4.糖尿病与心血管疾病

糖尿病患者的心血管疾病主要包括动脉粥样硬化性心血管疾病(ASCVD)和心力衰竭,其中ASCVD包括冠心病、脑血管疾病和周围血管疾病,糖尿病患者的心血管疾病也是糖尿病患者的主要死亡原因。糖尿病是心血管疾病的独立危险因素,糖尿病患者常常合并高血压、血脂紊乱等心血管疾病的重要危险因素。对所有患者每年进行危险因素筛查,包括超重与肥胖、高血压、血脂紊乱、吸烟、冠心病家族史、慢性肾病、白蛋白尿等筛查。目前,我国T2DM患者的心血管危险因素发生率高,但控制率较低。在T2DM患者中,血糖、血压和血脂控制综合达标率仅为5.6%,阿司匹林的使用率也偏低。临床上应更积极地筛查和消除心血管疾病的危险因素,并优先选择对心血管疾病具有保护作用的降糖药物,包括胰高血糖素样肽1受体激动剂(GLP-1RA)和SGLT2i,同时强调综合治疗,如降糖的同时兼顾对患者体重管理,以及对血脂、血压、运动的综合管理。

5.精神障碍合并糖尿病

精神疾病患者糖尿病检出率高于普通人群。对糖尿病合并精神障碍患者大多都是封闭式管理,患者长期受精神疾病的影响,精神症状以阴性为主,表现为思维贫乏、情感淡漠、意志缺乏、行动迟缓、久坐少动,肥胖患者较多。研究显示,长期住院精神障碍且合并2型糖尿病患者的空腹血糖在正常范围内的比例为69.09%;糖化血红蛋白<7%的比例为56.36%;血压在正常范围内的比例为74.55%;BMI在18~24的比例为32.31%;总胆固醇<4.5 mmol/L的比例为52.73%;三酰甘油<1.7 mmol/L的比例为60%;低密度脂蛋白<2.6 mmol/L的比例为69.09%。全面达标率为3.64%,提示长期住院精神障碍患者合并2型糖尿病血糖全面达标率较低。作为糖尿病的特殊群体,此类患者自知力缺乏,甚至否认自己患糖尿病,不配合治疗。这些因素导致患者体质指数达标率低,血脂控制不理想,也从侧面说明2型糖尿病健康宣教在精神障碍患者中的开展有一定难度。因此,应对这些因素进行针对性的干预,做好医患沟通,加强个体潜能以预防或解决问题的干预过程。

6.糖尿病足预防及鞋类准备

糖尿病足,WHO定义为因下肢神经病变和血管病变导致的足部感染、足部溃疡和/或深层组织的破坏,是糖尿病晚期严重并发症之一。针对糖尿病足早期患者,此项治疗显得尤为重要。调查表明,糖尿病足患者大部分从事体力劳动,文化水平低,对糖尿病及其并发症认识不足,早期未规律控制血糖,更不注重糖尿病足的预防。因此,对糖尿病患者进行早期教育,一方面使其了解糖尿病本身及病情发展趋势,深化严重并发症可能带来的溃疡、感染、截肢等严重后果;另一方面嘱患者增强自我保护意识,重点做好足部日常检查、足部卫生保健,以及穿舒适鞋袜等,因为糖尿病足患者的足部神经病变导致自身对外部物理因素的防御能力减低,极易发生足部皮肤破损,甚至溃疡。糖尿病足引发溃疡和坏疽的诱因有修脚损伤、利器损伤、烫伤、不合适的鞋袜、抓挠伤等。据估计,全球每20 s就有一例糖尿病患者截肢;85%的糖尿病患者截肢起因是足部溃疡。足底压力增高是糖尿病足溃疡发生的独立危险因素,相关性在70%~90%。胼胝、不合适的鞋袜都可能引起足的生物力学(压力)异常而导致糖尿病足溃疡的发生。因此,糖尿病足患者鞋类准备尤为重要。①材质:轻便、透气,面料选优质软皮、棉布或弹力合成纤维等。②结构:后跟边加海绵,防止脚后跟磨损,有鞋带或魔术贴,增加鞋子稳定性。③长度：鞋子内部长度应比足部长度长 1～2 cm。④鞋头：有足够宽度和深度，鞋子覆盖并保护脚指的部分应该是柔软的，并适应脚指的形状，以避免脚指受到任何摩擦。⑤鞋跟：内部宽度应贴合足跟，以避免足跟受伤，减少脚指压力。底部高度一般为 1.5～2 cm，且不应超过 3 cm。⑥鞋底：防滑耐磨，不要过于柔软，前有弧度，后有厚度，以利于卸力，减少双脚疲劳。⑦鞋内衬：内部光滑平整，无缝隙位，以避免磨损皮肤。⑧鞋垫：使用减震、透气、柔软又有足够弹性并且不滑的材料，能调节压力均匀分布。

7. 器官移植术后糖尿病管理

实体器官移植是挽救终末期器官衰竭患者生命的有效治疗措施。伴随实体器官移植受者生存时间的延长，内分泌代谢紊乱及心血管不良事件成为影响实体器官移植受者生存的主要因素，其中移植后糖尿病是移植后常见的内分泌代谢紊乱疾病，累及 10%～40% 的受者，严重威胁受者的生存质量和长期存活日益受到重视。移植后糖尿病使实体器官移植受者移植后的存活率下降，移植物相关并发症（如排斥反应、移植物失功等）的风险增加；此外，移植后糖尿病还会增加心血管疾病、感染、败血症及相关死亡的发生风险。移植后糖尿病对移植结局的影响可能还与移植的器官类型和移植中心的治疗策略有关。因此，①建议所有移植受者在移植前与移植后早期接受糖代谢筛查。②移植后糖尿病诊断时机是移植术后病情稳定且免疫抑制剂维持日常剂量时;建议空腹血糖联合 HbA1c 筛查移植后糖尿病,对诊断仍存疑的患者,建议进一步行 OGTT 确诊;建议使用糖皮质激素的实体器官移植受者监测午后血糖,有助于早期发现糖耐量异常或移植后糖尿病。③目前移植后糖尿病诊断标准与 1999 年 WHO 糖尿病诊断标准一致,即有糖尿病症状且空腹血糖≥7.0 mmol/L,或随机血糖≥11.1 mmol/L,或 OGTT 2 h 血糖≥11.1 mmol/L,或 HbA1c≥6.5%;无糖尿病典型症状者需改天复查上述指标以确认;移植术后 1 年内不建议单独使用 HbA1c 来诊断移植后糖尿病。同时移植后糖尿病的诊断还需考虑诊断时机,通常在器官移植患者出院后,病情稳定、免疫抑制剂用量减至维持剂量的情况下进行评估诊断。移植后糖尿病建议长期血糖控制目标为:空腹血糖<7.0 mmol/L,餐后血糖<10.0 mmol/L,HbA1c<7.0%;高龄、基础情况较差者可适当放宽,应避免低血糖,不建议 HbA1c<6.0%。见表1-40。

表1-40　移植后糖尿病诊断标准

诊断标准	静脉血浆葡萄糖或糖化血红蛋白水平
有典型糖尿病症状(烦渴多饮、多尿、多食、不明原因体重下降)	
加上随机血糖	≥11.1 mmol/L

诊断标准	静脉血浆葡萄糖或糖化血红蛋白水平
或加上空腹血糖	≥7.0 mmol/L
或加上葡萄糖负荷后2 h血糖	≥11.1 mmol/L
或加上糖化血红蛋白	≥6.5 %
无糖尿病典型症状者,需改天复查确认	

8.糖尿病与驾驶

糖尿病患者驾车的潜在风险显然要比正常人高,因其可能存在各种慢性并发症(视网膜病变、神经病变、截肢、血管疾病)所导致的感觉或运动功能受损,还面临着降糖治疗(主要是胰岛素和胰岛素促泌剂)相关的低血糖风险,此外很多糖尿病患者还伴有精神疾患(如抑郁症)。对所有糖尿病患者的驾驶建议:应对患者是否适合驾驶进行个体化评估;应至少每两年进行1次体检,体检需由有糖尿病管理能力的医生或执业护士完成。体检应包括:对血糖控制情况的评估,低血糖发生频率和严重程度,低血糖症状,视网膜病变、神经病变、肾脏病变、截肢和/或血管疾病。由评估者确定体检结果中是否存在增加驾驶风险的因素。

(1)单纯生活方式干预或联合严重低血糖风险最低的降糖药,通常可以相对安全地驾驶各种机动车辆,但需接受定期医疗监督。

(2)接受胰岛素治疗的患者,驾车前需检测血糖,驾车过程中至少每4 h检测1次血糖,或佩戴实时动态血糖监测装置。应始终将血糖检测用品和能够快速吸收的碳水化合物放在容易获取的位置(如驾驶位的遮光板或中心仪表台处)。血糖低于4.0 mmol/L时不应驾车,如低于4.0 mmol/L,在摄入碳水化合物至少45 min后且血糖至少升至5.0 mmol/L时才能恢复驾驶。一旦怀疑发生低血糖和/或驾驶能力受损,应立即停止驾驶,进行血糖检测和治疗。

(3)如出现以下任何情况,医疗人员应告知患者不可继续驾驶,并将问题报告相关交管部门:①驾驶中发生任何严重低血糖;②非驾驶的清醒(非睡眠)状态下发生1次以上严重低血糖,若驾驶中发生任何严重低血糖或非驾驶的清醒状态下发生1次以上严重低血糖,患者应主动报告交管部门。若睡眠中发生严重低血糖,应由医生或执业护士根据严重低血糖的发生背景及在清醒和驾驶状态下复发的可能性,确定是否适合驾驶。

(4)对于运营车辆司机,首次申请驾照时,应由眼科医生或验光师进行全面眼部检查,此后每年复查或根据眼科医生或验光师的建议进行复查。存在以下情况时,禁止获取或保留驾照:①视力无法达到所在地区规定的驾照申请要求的最低标准;②周围神经病变、截肢或心血管疾病的严重程度达到影响安全驾驶;③未做到至少每两年1次的医学评估。

（八）预防

应在一般人群中开展健康教育,提高人群对糖尿病防治的知晓度和参与度,倡导合理膳食、控制体重、适量运动、限盐、戒烟、限酒、心理平衡的健康生活方式,提高社区人群整体的糖尿病防治意识。定期随访及给予社会心理支持,以确保患者的生活方式改变能够长期坚持;定期检查血糖;同时密切关注其他心血管危险因素(如吸烟、高血压、血脂异常等),并给予适当的干预措施。具体目标为:①使超重或肥胖个体BMI达到或接近24 kg/m²,或体重至少下降7%。②每天饮食总热量至少减少400～500 kcal(1 kcal=4.186 kJ),超重或肥胖者应减少500～750 kcal。③饱和脂肪酸摄入量占总脂肪酸摄入量的30%以下;每人每天食用盐的总量不超过5 g。④中等强度体力活动至少保持在150 min/周。⑤对经过强化生活方式干预6个月效果不佳,考虑药物干预高危人群的发现,可以通过居民健康档案、基本公共卫生服务及机会性筛查(如在健康体检中或在进行其他疾病的诊疗时)等渠道。糖尿病筛查有助于早期发现糖尿病,提高糖尿病及其并发症的防治水平。

因此,应针对高危人群进行糖尿病筛查。对于糖尿病高危人群,宜及早开始进行糖尿病筛查;首次筛查结果正常者,宜每3年至少重复筛查1次。糖尿病筛查的方法:对于具有至少1项危险因素的高危人群,应进一步进行空腹血糖或任意时间点血糖筛查,其中空腹血糖筛查是简单易行的方法,宜作为常规的筛查方法,但有漏诊的可能性。同时推荐采用中国糖尿病风险评分表(表1-41),对20～74岁普通人群进行糖尿病风险评估。该评分表的制定源自2007—2008年全国14个省市的糖尿病流行病学调查数据,评分值的范围为0～51分,总分≥25分者应进行OGTT。

表1-41 中国糖尿病风险评分表

评分指标	分值	评分指标	分值
年龄/岁		体质指数/(kg/m²)	
20～24	0	<22.0	0
25～34	4	22.0～23.9	1
35～39	8	24.0～29.9	3
40～44	11	≥30.0	5
45～49	12	腰围/cm	
50～54	13	男<75.0,女<70.0	0
55～59	15	男75.0～79.9,女70.0～74.9	3
60～64	16	男80.0～84.9,女75.0～79.9	5
65～74	18	男85.0～89.9,女80.0～84.9	7
收缩压/mmHg		男90.0～94.9,女85.0～89.9	8
<110	0	男≥95.0,女≥90.0	10
110～119	1	糖尿病家族史(父母、同胞、子女)	
120～129	3	无	0
130～139	6	有	6
140～149	7	性别	
150～159	8	女	0
≥160	10	男	2

此外,增龄是糖尿病的高危因素之一,老年人群是糖尿病的易患人群。在老年人群中开展健康教育,通过传递健康知识、改进生活方式(如合理膳食、强度适宜的运动等)以降低罹患糖尿病的风险。有必要对老年人进行血糖与HbA1c的筛查,加强对老年人群心血管疾病风险因素(如戒烟、限酒、控制血压和血脂等)的管理。对老年糖尿病患者应尽早诊断,并且在诊断时即应进行全面的并发症筛查及重要脏器功能评估,指导生活方式干预并结合患者情况进行合理的治疗,定期进行并发症的筛查,以减少并发症的发生。老年糖尿病患者的健康教育中,尤其需要关注:老年糖尿病患者低血糖风险大且感知低血糖能力差,在制定血糖控制目标、饮食运动方案、血糖监测策略和药物选择时,应警惕低血糖的发生。绝大多数老年糖尿病患者均表现为多种心血管危险因素和/或心血管疾病及肾脏疾病同时存在。许多大血管并发症如冠状动脉粥样硬化、颅内动脉硬化、脑梗死等,在糖尿病诊断前可能已经进展多年,导致管理起来更加棘手,因此,主动筛查心脑血管疾病及其危险因素极为重要。建议患者每次就诊时进行血压监测,至少每年系统评估心血管疾病的危险因素,包括超重和肥胖、高血压、血脂异常、吸烟、早发冠心病家族史、慢性肾脏病及蛋白尿。对合并上述心血管疾病危险因素的老年糖尿病患者应积极进行颈动脉和下肢动脉超声评估,判断是否存在外周血管病变,以早期识别危险因素并进行干预。

确诊儿童糖尿病的患者在控制血糖治疗的同时,需要预防其心理状态变化。在初始阶段及控制血糖维持阶段都会产生强烈的心理行为变化,包括愤怒、无助、抑郁、焦虑、绝望、厌世等,继而影响血糖及并发症的控制。特别是当患者被初诊为T1DM,得知疾病的不可治愈性,以及将要从正常人转换成患者角色而出现愤怒和绝望等情绪时,医护人员首先要用亲切、诚恳的语言取得患者的信任,建立良好的医患关系,用宣泄法使积聚在患者内心的忧伤、委屈及怒气发泄掉,以升华法转移其矛盾心理,并且反复讲述糖尿病的治疗前景,让患者积极主动地配合治疗。

(九)糖尿病合并其他慢性病的治疗

1.糖尿病合并高血压的治疗

(1)生活方式管理:收缩压>120 mmHg或舒张压>80 mmHg的患者,进行生活方式干预(肥胖者减重,饮食管理采用降压食谱,加强锻炼,减少酒精摄入)。

(2)饮食管理。

a.合理膳食:在控制总热量的基础上,建议适当增加水果、蔬菜、低脂奶制品、全谷类、植物来源蛋白质的摄入,减少饱和脂肪酸和胆固醇摄入。

b.控制钠的摄入:建议患者食盐摄入量应<6.0 g/d(或每天钠摄入量<2.4 g);主要措施为减少烹饪用盐(在烹调时尽可能使用定量盐勺),少用高钠调味品(如味精、酱油等),少食高钠加工食品(如咸菜、腌制品等)。

c.增加钾、钙、镁的摄入:鼓励患者多食富含钾的食物,如新鲜蔬菜、水果和豆类,肾功能良好者可以用低钠富钾食盐代替普通食盐。肾功能不全者不宜使用低钠富钾食盐,以免诱发高钾血症;建议有条件的患者可适当补充钙和镁。

d.增加膳食纤维的摄入:WHO建议成人每天摄入膳食纤维25~35 g,但目前我国成人的每天摄入量仅为13 g左右。

(3)运动控制。

建议患者除日常生活的活动外,每周参加5次以上的中等强度运动,每次时间不短于30 min。运动时,要注意防范运动损伤和低血糖。同时戒烟(并避免被动吸烟)及限酒(男性每天乙醇摄入量不超过25 g,每周不超过140 g;女性每天乙醇摄入量不超过15 g,每周不超过80 g)。

(4)药物治疗。

目前对合并高血压的糖尿病患者的血压控制目标尚有争议,大量的随机对照临床研究结果显示,将伴高血压的糖尿病患者的血压控制在<140/90 mmHg不仅可降低大

血管并发症的发生风险，也能降低微血管并发症的发生风险。将血压进一步控制在 <130/80 mmHg，甚至 <120/80 mmHg 能否进一步获益，目前尚不清楚。

糖尿病伴高血压的患者，确定诊室血压≥140/90 mmHg，应在生活方式干预的基础上加用降压药物。糖尿病伴高血压的患者，确定诊室血压≥160/100 mmHg，应联合使用两种降压药物，或者使用单药片剂中含有联合成分的药物进行降压治疗，以减少 CVD 事件的发生。对糖尿病患者进行高血压治疗已被证明能够减少 CVD 事件的发生，可选择的药物类型包括：血管紧张素转化酶抑制剂（ACEI）、血管紧张素受体拮抗剂（ARB）、噻嗪类利尿剂或二氢吡啶类钙通道阻滞剂（CCB）。通过药物治疗来逐步达到目标血压值，但注意不能同时使用 ACEI 和 ARB。

建议 ACEI、ARB、二氢吡啶类 CCB 和噻嗪类利尿剂，为合并高血压的糖尿病患者的一线抗高血压药。考虑到 ACEI 和 ARB 对糖代谢有一定的益处（利尿剂对糖代谢有不良影响，二氢吡啶类 CCB 对糖代谢的影响是中性的），建议合并高血压的糖尿病患者在单药治疗时优先选择 ACEI 或 ARB，其次选择二氢吡啶类 CCB 或噻嗪类利尿剂。ACEI 和 ARB 除降血压外，还有肾保护作用，建议伴白蛋白尿的糖尿病合并高血压患者，应选择 ACEI 或 ARB 作为抗高血压药；不能耐受 ACEI 或 ARB，或有 ACEI 或 ARB 禁忌证者，可选择二氢吡啶类CCB或噻嗪类利尿剂。

如经单药治疗，患者血压不达标，应及时启动二联治疗。如果患者起始血压≥160/100 mmHg，可以直接启动二联治疗。常见的二联治疗方案有ACEI或ARB+二氢吡啶类CCB，ACEI或ARB+噻嗪类利尿剂，二氢吡啶类CCB+噻嗪类利尿剂，不建议ACEI和ARB联合治疗。目前有多种单片复方制剂，可提高患者的依从性，在疗效和安全性方面优于两个单药的非复方联合。

糖尿病患者的血压不易控制，尤其是在合并肾功能不全时。如经二联治疗血压不达标，可考虑增加一种机制不同的抗高血压药，形成三联治疗。最常见的三联治疗方案为ACEI或ARB+二氢吡啶类CCB+噻嗪类利尿剂。部分患者使用3种或3种以上（包括噻嗪类利尿剂在内）且剂量足够（达到最大剂量或最大耐受剂量）的抗高血压药，治疗至少4周血压仍未达标，这是因为发生了药物抵抗性高血压，应分析其原因（如是否存在继发性高血压、是否未规范用药等）。经三联治疗血压未达标的患者可联合其他抗高血压药（包括α受体阻滞剂、α和β受体阻滞剂、醛固酮受体拮抗剂、中枢抗高血压药、直接血管扩张药），形成四联治疗。经四联治疗仍未达标者，应及时转诊进行血压控制。成人糖尿病患者的血压管理路径见图1-10。

近年研究结果显示，新型降糖药物SGLT2i有良好的促

糖尿病合并高血压

综合评估、排除继发性高血压、优化降糖方案

| 血压≥140/90 mmHg 且<160/100 mmHg | 血压≥160/100 mmHg |

单药起始治疗 | 二联起始治疗

无白蛋白尿 | 有白蛋白尿 | 无白蛋白尿 | 有白蛋白尿

优先选择 ACEI 或 ARB,其次选择 CCB 或利尿剂

ACEI 或 ARB

ACEI 或 ARB 联合 CCB,也可 ACEI 或 ARB 联合利尿剂,或 CCB 联合利尿剂

ACEI 或 ARB 联合 CCB 或利尿剂

不达标 | 不达标 | 不达标 | 不达标

联合另一种不同机制的降压药

不达标

三联治疗

不达标

联合醛固酮受体拮抗剂、α受体阻滞剂、β受体阻滞剂、α、β受体阻滞剂、中枢抗高血压药、直接血管扩张药

不达标

转诊给血压管理专家

生活方式干预

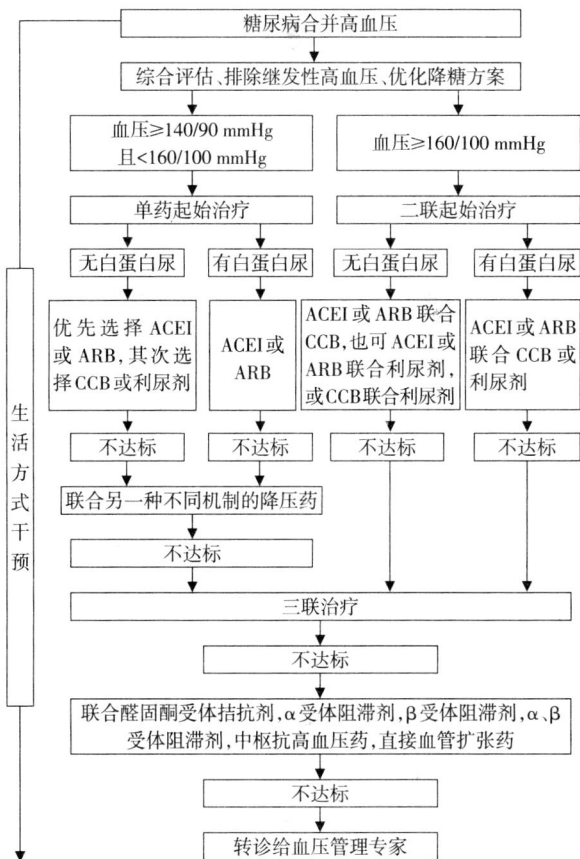

　　CCB特指二氢吡啶类CCB,利尿剂特指噻嗪类利尿剂。无论是单药、二联、三联还是四联治疗,血压达到目标值且未出现药物不良反应者,应维持原治疗方案。

图1-10　成人糖尿病患者血压管理路径

进水钠排泄的作用,在降糖的同时兼有降压的作用。另一类降糖药 GLP-1RA 也具有降压作用。GLP-1RA 的降压作用弱于 SGLT2i 且只能降低收缩压。推荐合并高血压的糖尿病患者在无禁忌证的情况下,降糖方案中宜包含 SGLT2i,尤其在血压控制不佳时。如不能使用 SGLT2i,在有适应证的情况下可考虑使用 GLP-1RA。

(5)监测项目及随访频率。

应对合并高血压的糖尿病患者进行充分评估,以确定是否存在继发性高血压,有无靶器官损伤和并发症,并识别其他心血管危险因素。评估内容包括详细的病史询问、体格检查、实验室检查和辅助检查。实验室检查除糖代谢以外,还应包括血常规、血脂、血电解质、肝功能、肾功能、血尿酸、尿常规、尿白蛋白/肌酐比值;辅助检查应包括心电图、腹部超声、颈动脉超声、四肢血管超声、眼底检查、踝肱指数(ABI),有条件的还可以行动态血压监测、动态心电图、超声心动图、脉搏波传导速度等检查。对于有胸闷等症状者,建议行冠心病筛查,如冠状动脉 CT 造影等。疑有脑血管疾病者,应及时行脑部 CT 或 MRI 检查。糖尿病患者每次就诊均应测量血压,建议血压升高的患者自测血压并记录。

转诊建议:

(1)社区初诊高血压转出条件:合并严重的临床情况

或靶器官损害需进一步评估治疗;怀疑继发性高血压患者;妊娠和哺乳期妇女;高血压急症及亚急症。

（2）社区随诊高血压转出条件:难治性高血压;随访过程中出现新的严重临床疾患或原有疾病加重;患者服用降压药后出现不能解释或难以处理的不良反应;高血压伴发多重危险因素或靶器官损害而处理困难者。

2.糖尿病合并肾脏疾病的治疗

（1）饮食管理。

a.能量:DKD患者总能量摄入量统一推荐标准为30～35 kcal/(kg·d),根据具体活动强度与时间调整。超重或肥胖的DKD-CKD G1—2期患者,建议每天总能量摄入减少500～750 kcal。

b.碳水化合物:建议每天摄入碳水化合物提供的能量占总能量的45%～60%。建议选择血糖指数较低的碳水化合物。

c.蛋白质:DKD-CKD G1—2期患者,推荐蛋白质的摄入量为0.8 g/(kg·d);DKD-CKD G3—5期非透析患者,推荐蛋白质的摄入量为0.6～0.8 g/(kg·d),并补充复方α-酮酸制剂0.12 g/(kg·d);DKD-CKD G5期透析患者,推荐蛋白质的摄入量为1.0～1.2 g/(kg·d)。

d.脂肪:减少饱和脂肪酸和反式脂肪酸摄入,适当增加多不饱和脂肪酸摄入。建议DKD患者饱和脂肪酸和反式脂肪酸摄入量占每天总能量的比例不应超过10%。建议DKD患者MUFA摄入在脂肪摄入量中的比例宜为10%～20%。

e.无机盐：建议各期DKD-CKD患者钠摄入量1.2～2.0 g/d(食盐3.0～5.0 g/d)；建议各期DKD-CKD患者结合肾功能，个体化调整饮食中钾的摄入，以保证血钾在正常范围；建议各期DKD-CKD患者根据血钙水平调整钙的摄入；建议DKD-CKD G3—5期患者尽可能将血磷降至接近正常范围。

f.维生素和微量元素：建议各期DKD-CKD合并维生素D不足或缺乏的患者，适当补充维生素D_3或维生素D_2；维生素A、B族维生素、维生素C、维生素E：建议DKD-CKD G1—5期的成人患者，如果证实有维生素B或维生素C缺乏，可给予适当的补充；不建议常规补充维生素A或者维生素E；建议仅对伴有微量元素缺乏并引起相关症状或生化指标异常的DKD-CKD G3—5期患者补充微量元素。

g.膳食纤维：建议DKD患者适当增加膳食纤维摄入。

h.酒精：不建议各期的DKD-CKD患者饮酒。既往饮酒的患者，建议严格控制饮酒量，每天不超过1个酒精单位[1个酒精单位约合14 g纯酒精，相当于酒精浓度(ABV)12%红酒145 mL，ABV3.5%啤酒497 mL或ABV40%的白酒43 mL]，且限制在总摄入能量的5%。建议使用胰岛素和/

或促胰岛素分泌剂的DKD患者,饮酒时适当增加碳水化合物,避免低血糖发生。

(2)运动控制。

与普通人群相比,CKD合并糖尿病患者的活动量下降,总体健康水平较低。建议CKD合并糖尿病患者,每周进行不少于150 min的中等强度体力活动,避免久坐不动。患者运动的目标应当个体化。对于肥胖患者,减轻体重有助于改善血糖、血压、其他代谢参数和临床预后。然而,循证回顾研究未能确认减轻体重使CKD合并糖尿病患者获益。相反,减少热量摄入会导致营养不良,尤其是晚期CKD患者。因此,减轻体重干预措施的利弊需进一步研究,并未作为临床推荐。

(3)药物治疗。

推荐对所有DKD患者合理降糖,严格合理控制血糖水平,延缓DKD的发生和进展。建议遵循个体化原则,对糖化血红蛋白目标值进行分层管理,避免低血糖的发生。二甲双胍是T2DKD(2型糖尿病肾病)患者控制血糖的首选药物和基础用药,DKD患者肾功能不全时,需调整用量或停用。宜根据肾功能个体化选择口服降糖药并根据肾脏损害程度调整剂量,详见表1-42。GLP-1受体激动剂可应用于DKD G1—3期患者,ESRD患者不建议使用。DPP-4抑制剂可能降低DKD进展风险,但对DKD-ESRD等肾脏终

表1-42 糖尿病合并CKD患者单独使用降糖药的风险和监测建议

药物分类	代表药物	与肾脏获益相关推荐	肾功能分级eGFR/[mL/(min·1.73 m²)]					使用风险及不良反应	注意事项及监测建议
			≥60	45~59	30~44	15~29	<15		
双胍类	二甲双胍	对T2DM患者,无禁忌证时,推荐二甲双胍为控制血糖的首选药	√	减量	慎用	×	×	肾功能不全时,二甲双胍可能在体内蓄积,引起乳酸性酸中毒	1.应注意监测eGFR,并根据eGFR及时调整二甲双胍的用量 2.严重感染、急性心力衰竭,呼吸衰竭、AKI等应激状态时应停用二甲双胍
SGLT2i	达格列净	SGLT2i:具有独立于降糖的肾脏保护作用,显著降低肾脏复合终点风险	√	√	√	慎用*	×	泌尿生殖系统感染及血容量降低相关的不良反应。卡格列净会导致下肢截肢和骨折的风险增加	1.对于酮症酸中毒高风险患者应尽量避免使用此类药物 2.使用卡格列净等SGLT2i类药物,但应注意泌尿及生殖系统感染风险的增加 3.目前尚缺乏在肾移植患者中使用SGLT2i的安全性研究,由于使用免疫抑制剂可能增加感染风险,暂不推荐这部分患者中使用
	恩格列净		√	√	√	×	×		
	卡格列净		√	√	√	慎用*	×		

续表

药物分类	与肾脏获益相关推荐	代表药物	肾功能分级 eGFR/[mL/(min·1.73 m²)]					使用风险及不良反应	注意事项及监测建议
			≥60	45~59	30~44	15~29	<15		
GLP-1受体激动剂	GLP-1受体激动剂显著减少尿白蛋白	艾塞那肽	√	√	√	×	×	胃肠道反应是GLP-1受体激动剂的常见不良反应	1. 应从小剂量起始，逐渐加量，以减轻胃肠道反应 2. ESRD患者不建议使用 3. 合并甲状腺髓样癌、多发性内分泌腺瘤病2型及急性胰腺炎病史的患者，禁用GLP-1受体激动剂
		利司那肽	√	√	√	×	×		
		利拉鲁肽	√	√	√	√	×		
		度拉糖肽	√	√	√	√	×		
		司美格鲁肽	√	√	√	√	√		

药物分类	与肾脏获益相关推荐	代表药物	肾功能分级 eGFR [mL/(min·1.73 m²)]					使用风险及不良反应	注意事项及监测建议
			≥60	45~59	30~44	15~29	<15		
DPP-4抑制剂	DPP-4抑制剂能显著降低尿白蛋白	利格列汀	√	√	√	√	√	胃肠道不良反应,感染(主要有鼻咽炎、上呼吸道感染),过敏及肝酶升高	1. 监测患者肝酶,轻度肝损伤不需调整剂量 2. 及时根据肾功能分级水平调整剂量,西格列汀在eGFR为30~45 mL/(min·1.73m²)时减为常规剂量的1/4,eGFR<30 mL/(min·1.73m²)时减为常规剂量的1/4 3. 沙格列汀和维格列汀在eGFR<45 mL·mL/(min·1.73m²)的患者中减为常规剂量的1/2 4. 阿格列汀eGFR为30~60 mL/(min·1.73m²)时剂量减为常规剂量的1/2,eGFR<30 mL/(min·1.73m²)时剂量减为常规剂量的1/4
		西格列汀	√	减量	减量	减量	减量		
		沙格列汀	√	√	减量	减量	减量		
		阿格列汀	√	减量	减量	减量	减量		
		维格列汀	√	√	减量	减量	减量		

药物分类	与肾脏获益相关推荐	代表药物	肾功能分级 eGFR/[mL/(min·1.73 m²)]					使用风险及不良反应	注意事项及监测建议
			≥60	45~59	30~44	15~29	<15		
胰岛素	无肾脏获益,但胰岛素可作为妊娠期DKD患者的首选降糖药物		—	—	—	—	—	由于肾功能不全和ESRD时胰岛素降解排出明显减少,可能导致体内蓄积,有低血糖和液体潴留风险	1. 在DKD的早期,胰岛素需求量可能会因为胰岛素抵抗的增加而增加,推荐胰岛素在DKD早期使用时可酌情增加剂量 2. 中、晚期DKD患者,特别是CKD-G3b级及以下者,胰岛素需求量会因肾脏对胰岛素的清除减少而下降,低血糖发生风险也会升高,联合应用胰岛素促泌剂时,应小心谨慎 3. 优先选用短效或速效剂型,同时密切监测血糖,及时调整胰岛素剂量 4. 老年患者应尽量避免低血糖的发生 5. DKD患者需根据eGFR水平重新评估,并进行个体化剂量调整

续表

药物分类	与肾脏获益相关推荐	代表药物	肾功能分级eGFR[mL/(min·1.73 m²)]					使用风险及不良反应	注意事项及监测建议
			≥60	45~59	30~44	15~29	<15		
胰岛素促泌剂	无肾脏获益相关推荐	格列本脲[b]	√	×	×	×	×	低血糖风险	磺脲类:应注意加强血糖监测,并尽量使用半衰期较短的制剂 格列奈类:1.应注意那格列奈在血液透析患者中的药物浓度峰值降低,可能需要调整剂量
		格列美脲[b]	√	减量	×	×	×		
		格列齐特[b]	√	减量	减量	×	×		
		格列吡嗪[b]	√	减量	减量	×	×		
		格列喹酮[b]	√	√	√	慎用	慎用		
		那格列奈[c]	√	√	√	√	√		
		瑞格列奈[c]	√	√	√	√	慎用		

药物分类	与肾脏获益相关推荐	代表药物	肾功能分级 eGFR [mL/(min·1.73 m²)]					使用风险及不良反应	注意事项及监测建议
			≥60	45~59	30~44	15~29	<15		
α-糖苷酶抑制剂	无肾脏获益相关推荐	阿卡波糖	√	√	慎用	慎用[d]	×	胃肠道反应，和其他药物合用有低血糖风险	阿卡波糖和米格列醇在 eGFR<25 mL/(min·1.73m²) 时禁用，伏格列波糖在 eGFR<30 mL/(min·1.73m²) 时慎用
		米格列醇	√	√	√	慎用[d]	×		
		伏格列波糖	√	√	慎用	慎用	慎用		
TZD类	无肾脏获益相关推荐	罗格列酮	√	√	√	√	√	有水钠潴留风险，引起血浆容量的增加	对于纽约心脏学会心功能分级Ⅱ级以上的患者禁用
		吡格列酮	√	√	√	√	√		

注：√表示可按照常规剂量正常使用，—表示无相关内容，×表示禁用，慎用表示达到该肾功能分级时不建议使用但可继续使用。eGFR=估算肾小球滤过率；T2DM=2型糖尿病，SGLT2i=钠-葡萄糖协同转运蛋白2抑制剂，GLP-1=胰高血糖素样肽1，DPP-4=二肽基肽酶4，TZD=噻唑烷二酮，ESRD=终末期肾脏病，DKD=糖尿病肾病。a表示将其用于进展风险的慢性肾病成人 T2DM 患者依有进展风险的慢性肾病风险的慢性肾病成人 T2DM 患者中不建议使用，但可继续用于此前已使用该类药物的患者；b表示将其用于终末期肾脏病风险的慢性肾病成人 T2DM 患者下降和减少终末期肾脏病的发生风险，但可继续将其用于继续使用有进展风险的慢性肾病成人患者中 eGFR 下降和减少终末期肾脏病的发生风险，透析患者除外。c表示磺脲类；d表示阿卡波糖和米格列醇在 eGFR<25 mL/(min·1.73m²) 时禁用。

点事件的影响尚缺乏证据。DKD患者使用二甲双胍后,血糖不达标,推荐优选SGLT2抑制剂。自我血糖监测有助于提高DKD治疗效果,持续血糖监测有助于降低低血糖风险。血糖在目标范围内的时间百分比(TIR)和HbA1c,可作为监测血糖控制水平的重要参数。

胰岛素是治疗T1DKD(1型糖尿病肾病)的最主要药物。DKD-CKD G1—2期患者,1～2种OAD规范治疗3个月以上血糖未达标,可加用基础胰岛素治疗;如血糖仍未达标,可考虑基础胰岛素联合餐时胰岛素治疗,并酌情增加胰岛素剂量。DKD-CKD G3—5期非透析患者,推荐根据肾功能损伤程度及时调整胰岛素类型,建议使用胰岛素类似物。糖尿病ESRD透析患者,建议及时调整胰岛素方案或类型,改用非胰岛素类降糖治疗。DKD中重度肾功能不全(CKD G3—4非透析)患者,推荐减少胰岛素剂量,以免发生低血糖。老年患者更应注意胰岛素使用的频率与剂量,必要时酌情改用非胰岛素类降糖药物。妊娠期DKD妇女如不能在2周内通过饮食治疗控制血糖,建议胰岛素治疗。联合多种降糖药物同时治疗时,可能增加低血糖风险,主要药物包括胰岛素、磺脲类和非磺脲类胰岛素促泌剂等。临床上常用降糖药物联用的风险和监测建议详见表1-43。

表1-43　糖尿病合并CKD患者部分常用降糖药物联用的风险
和监测建议

降糖药物 联用方案	联用风险	用药注意事项及建议
二甲双胍+ SGLT2i	增加生殖系统感染和骨折风险,有AKI报道	1.T2DM合并CKD的一线联合用药 2.选择SGLT2i的种类和剂量时,需要关注肾功能状态 3.卡格列净可能增加下肢截肢风险
二甲双胍+ GLP-1受体激动剂	增加消化道不良反应,如恶心、呕吐、腹泻等	1.为减少胃肠道不良反应的发生,GLP-1受体激动剂可从小剂量开始,逐步增加 2.随着使用时间延长,不良反应逐渐减轻
二甲双胍+ 磺酰脲类/ 格列奈类	增加低血糖、体质量增加和可能的心血管风险	1.需定期监测体质量、血糖和肾功能 2.有肾功能轻度不全的患者若使用磺脲类药物,宜选择格列喹酮
二甲双胍+ α-糖苷酶抑制剂	增加胃肠道不良反应,如恶心、腹部不适等	1.为减少不良反应,α-葡萄糖苷酶抑制剂可从小剂量开始,逐渐加量 2.若出现低血糖,可选择服用葡萄糖或蜂蜜
二甲双胍+ TZD	增加充血性心力衰竭和骨折风险	存在ASCVD、心功能不全和骨质疏松的老年T2DM患者,应谨慎使用
胰岛素+磺酰脲类/格列奈类	低血糖风险增加	需定期监测血糖,避免低血糖
胰岛素+ TZD	增加体质量,可导致水钠潴留,会增加心力衰竭和骨折的发生风险	1.监测体质量,控制饮食 2.老年人或心功能不全者应密切关注水钠潴留的发生情况,避免充血性心力衰竭的发生,骨质疏松患者慎用
胰岛素+ SGLT2i	增加泌尿生殖系统感染风险。若胰岛素减量过快,会增加酮症酸中毒发生风险	已使用基础胰岛素的患者加用SGLT2i时,可适当减少胰岛素用量,以降低低血糖风险,但减量不宜太快

注:AKI=急性肾损伤,ASCVD=动脉粥样硬化性心血管疾病。

(4)监测项目及随访频率。

UACR 和 eGFR 是目前常用的预测 DKD 进展的标志物,建议每年进行眼底筛查等。另外,胱抑素 C 预测 eGFR 可能比血清肌酐更准确。近年来,多种涉及病理生理机制的新型生物标志物(如 TNFR 和肾小管损伤标志物)已被证实在预测 DKD 早期损伤、疾病进展和临床终点方面具有重要的临床价值。

糖尿病患者出现下述情况需专科转诊:①蛋白尿和/或肾功能下降原因未明;②合并症处理(贫血、继发性甲状旁腺功能亢进症、CKD 矿物质和骨异常、难治性高血压、严重电解质紊乱);③eGFR<30 mL/(min·1.73²)(评估后续可能的肾脏替代治疗方式和准备工作);④伴视网膜病变(特别是 T1DM)、短期内蛋白尿迅速增多或肾病综合征。以上建议基于患者生活质量的改善、医疗成本的降低,以及延缓进入 ESKD。对糖尿病首次出现蛋白尿和/或肾功能下降(如全科医师或非肾内科专科医师初次诊断的患者),亦建议进行肾内科转诊评估。

转诊建议:建议当 DKD 患者出现视力下降、黄斑水肿、严重的 NPDR 或任何增殖性 DR 时,转诊有经验的眼科医师;建议 DKD 育龄期女性患者,在妊娠前或妊娠初期 3 个月内进行眼部检查;推荐 DKD 患者如并发 CVD 转诊心内科;建议 DKD 患者出现严重心力衰竭、心源性猝死、缺血性和出血性卒中转诊心脑血管专科;建议有条件接受肾移植的DKD终末期肾病患者转诊肾移植科;建议对T1DM终末期肾病患者采用胰肾联合移植。

3.糖尿病合并脂代谢紊乱的治疗

（1）饮食管理。

①控制饮食中胆固醇的摄入:饮食中胆固醇摄入量<200 mg/d,饱和脂肪酸摄入量不超过总热量的10%,反式脂肪酸不超过总热量的1%。②增加蔬菜、水果、粗纤维食物、富含ω-3多不饱和脂肪酸的鱼类的摄入。③食盐摄入量控制在<6 g/d。④限制饮酒(酒精摄入量男性<25 g/d,女性<15 g/d)。⑤减少饱和脂肪酸和胆固醇的摄入,对降低LDL-C的作用最直接,效果最明显,也最容易做到。⑥在有条件的人群,选用能够降低LDL-C的膳食成分(如植物固醇、可溶性纤维),也有明显效果。一些轻度或低危的血脂异常患者,经有效生活方式干预,可将其血脂参数控制在理想范围。即便是必须应用药物治疗者,积极有效的治疗性生活方式改善也有助于减少用药剂量。同时,强化生活方式干预不仅有助于降低胆固醇水平,还可对血压、血糖及整体心血管健康状况产生有益的影响,有效降低ASCVD的发病风险。改善生活方式应作为血脂异常管理及预防ASCVD的核心策略。

（2）运动控制。

①增加体力运动:每天坚持30～60 min的中等强度有

氧运动,每周至少5天。需要减重者还应继续增加每周运动时间。②维持理想体重:通过控制饮食总热量摄入及增加运动量,将体质量指数维持在<25 kg/m²。③超重/肥胖者减重的初步目标为体重较基线降低10%。④应用减轻体重治疗和增加体力活动的措施可以加强降低LDL-C效果,还可以获得降低LDL-C之外进一步降低缺血性心血管病危险的效益。⑤控制其他危险因素:对于吸烟的患者,戒烟有助于降低心血管危险水平。达到降低LDL-C的效果后,TLC(治疗性生活方式干预)的目标应逐步转向控制与血脂异常相关的并发临床情况(如代谢综合征和糖尿病等)。针对其他心血管病危险因素的TLC(包括戒烟、限盐、降低血压等),虽然不直接影响LDL-C水平,但在临床上遇到吸烟的患者和合并高血压的患者时,则必须积极进行,以便进一步控制患者的心血管病综合风险。

(3)药物治疗。

所有T2DM合并血脂异常患者均应进行生活方式干预。在此基础上,血脂仍未达标者接受中等强度的他汀类药物治疗。若他汀类药物不耐受,则换用另一种他汀类药物、减小他汀类药物剂量或减少给药频次,或小剂量他汀类药物联合胆固醇吸收抑制剂依折麦布或PCSK9抑制剂。若LDL-C未达到预期目标,则进一步强化调整生活方式,并采用中等强度他汀类药物联合胆固醇吸收抑制剂依折麦布或 PCSK9 抑制剂。若他汀类药物治疗前 TG>5.6 mmol/L,服用降 TG 药物(如贝特类药物或高纯度鱼油),以减少发生急性胰腺炎的风险;若他汀类药物治疗后 TG≥2.3 mmol/L,可在他汀类药物治疗基础上联合贝特类药物或高纯度鱼油。T2DM 合并血脂异常患者血脂管理流程见图 1-11。

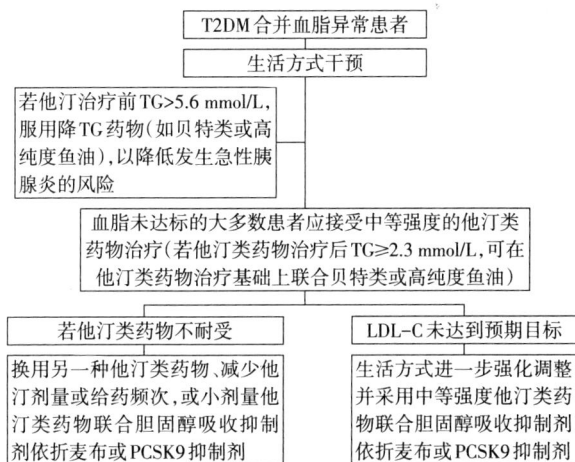

```
┌─────────────────────────────┐
│      T2DM合并血脂异常患者        │
└─────────────────────────────┘
┌─────────────────────────────┐
│         生活方式干预            │
└─────────────────────────────┘
┌────────────────────────────────┐
│ 若他汀治疗前TG>5.6 mmol/L,        │
│ 服用降TG药物(如贝特类或高          │
│ 纯度鱼油),以降低发生急性胰        │
│ 腺炎的风险                       │
└────────────────────────────────┘
┌──────────────────────────────────────┐
│ 血脂未达标的大多数患者应接受中等强度的他汀类   │
│ 药物治疗(若他汀类药物治疗后TG≥2.3 mmol/L,可在 │
│ 他汀类药物治疗基础上联合贝特类或高纯度鱼油)   │
└──────────────────────────────────────┘
┌──────────────────┐  ┌──────────────────┐
│  若他汀类药物不耐受    │  │  LDL-C未达到预期目标  │
└──────────────────┘  └──────────────────┘
┌──────────────────┐  ┌──────────────────┐
│ 换用另一种他汀类药物、│  │ 生活方式进一步强化调整│
│ 减少他汀剂量或给药频次│  │ 并采用中等强度他汀类 │
│ ,或小剂量他汀类药物联│  │ 药物联合胆固醇吸收抑制│
│ 合胆固醇吸收抑制剂依折│  │ 剂依折麦布或PCSK9抑制剂│
│ 麦布或PCSK9抑制剂    │  │                   │
└──────────────────┘  └──────────────────┘
```

注:T2DM=2型糖尿病;TG=三酰甘油;LDL-C=低密度脂蛋白胆固醇。
图 1-11 T2DM合并血脂异常患者血脂管理流程

(4)监测项目及随访频率。

在确诊 T2DM 的同时均应检测患者的空腹血脂谱(包括 TG、TC、HDL-C 和 LDL-C)。T2DM 患者血脂检测时机和监测频率如图 1-12 所示。

```
┌─────────────────────────────────────┐
│      确诊糖尿病的同时检测其血脂水平        │
└─────────────────────────────────────┘
         │                      │
┌──────────────────┐  ┌──────────────────┐
│    血脂谱正常患者   │  │    血脂谱异常患者   │
└──────────────────┘  └──────────────────┘
      │      │                │
┌────────┐ ┌────────┐  ┌──────────────────────┐
│无其他心血│ │伴多重心血│  │ 生活方式干预±调脂药物治疗 │
│管风险   │ │管风险因素│  └──────────────────────┘
└────────┘ └────────┘              │
      │      │         ┌──────────────────────┐
┌────────┐ ┌────────┐  │起始治疗和剂量调整时,每4~ │
│检测血脂谱│ │检测血脂谱│  │12周检测1次血脂谱,此后3~ │
│1次/年   │ │1次/3个月│  │12个月检测1次血脂谱       │
└────────┘ └────────┘  └──────────────────────┘
```

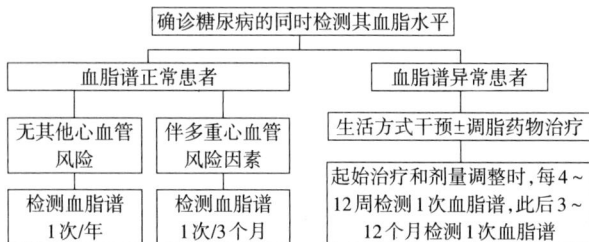

图1-12　T2DM患者血脂检测时机及监测频率

老年人大多有不同程度的肝肾功能减退或常患多种慢性疾病,需服用多种药物,需注意药物间的相互作用和不良反应;调脂药物剂量的选择需要个体化,起始剂量不宜太大;当年龄>75岁时,不推荐高强度他汀类药物治疗,推荐中等强度他汀类药物治疗,并根据治疗效果调整调脂药物剂量和监测肝肾功能、肌酸激酶(creatine kinase,CK)。

转诊建议:反复调整降脂治疗方案后效果不佳者,建议向综合医院心内科转诊。

4.糖尿病合并痛风、高尿酸血症的治疗

(1)饮食管理。

应基于个体化原则,建立合理的饮食习惯及良好的生活方式,限制高嘌呤动物性食物,控制能量及营养素供能比例。进食要定时定量或少食多餐,不要暴饮暴食或一餐中进食大量肉类;少用刺激性调味料;海产品、肉类及高嘌呤植物性食物煮后弃汤,可减少嘌呤含量。此外,无论疾病活动与否,不推荐痛风患者补充维生素C制剂。

a.建议避免的食物:应避免食用肝脏和肾脏等动物内脏,贝类、牡蛎和龙虾等带甲壳的海产品及浓肉汤和果汁,等等。对于急性痛风发作、药物控制不佳或慢性痛风石性关节炎的患者,还应禁用含酒精的饮料。

b.建议限制食用的食物:高嘌呤含量的动物性食品,如牛肉、羊肉、猪肉等;鱼类食品;含较多果糖和蔗糖的食品;各种含酒精的饮料,尤其是啤酒和蒸馏酒(白酒)。

c.建议选择的食物:脱脂或低脂乳类及其制品,每天300 mL;蛋类(鸡蛋每天1个);足量的新鲜蔬菜,每天应达到500 g或更多;鼓励摄入低GI的谷类食物;充足饮水(包括茶水和咖啡等),每天至少200 mL。

(2)运动控制。

下列措施可预防或减少运动后痛风发作:①最有效的措施是通过饮食控制、减肥及药物等,将尿酸控制达标。1次痛风发作,应将尿酸水平长期控制在360 μmol/L以下,2次及2次以上痛风发作,应将尿酸水平长期控制在300 μmol/L以下。②运动时,要根据气温量力而行,适可而止。高温下运动不仅会诱发痛风,还易引起中暑,诱发肌溶解和急性肾衰竭,所以高温下运动不要太剧烈。③避免关节损伤。每一项运动都有技巧,正确的动作、姿势和频率可减少关节损伤。④运动期间及运动后大量饮水,可稀释血尿酸和血乳酸浓度,促进尿酸排泄。如果心肾功能正常,建议多饮水,维持每天尿量2 000~3 000 mL。⑤多吃水果:水果富含钾离子和维生素C,可降低痛风发作的风险。可食用含果糖较少的水果,比如樱桃、草莓、菠萝、西瓜、桃子等。⑥避免运动后快速降温或者着凉。

(3)药物治疗。

降糖药物中的双胍类、TZD类、α-糖苷酶抑制剂、GLP-1RA、DPP-4i能够改善胰岛功能,减轻胰岛素抵抗,不会引起血尿酸升高,甚至能够通过降低血清胰岛素水平和减轻体重,起到一定的降低血尿酸的作用。而胰岛素促泌剂(磺脲类和餐时血糖调节剂)及外源性胰岛素能够增加血清胰岛素浓度,导致高胰岛素血症,而胰岛素能够促进肾对尿酸的重吸收,引起血尿酸的升高。因此,痛风患者在选择降糖药物时,应尽可能选择不增加胰岛素浓度的药物,尤其是那些体型肥胖、胰岛素抵抗明显、自身存在高胰岛素血症的患者,尽可能选择双胍类、TZD类、GLP-1RA、DPP-4i、α-糖苷酶抑制剂。如果病情需要,必须应用促泌剂或胰岛素,尽可能联合以上药物,以减少胰岛素的用量,必要时联合小剂量促进尿酸排泄的降尿酸药物。

a.降糖治疗:胰岛素是糖尿病患者的常用药物,但胰岛素可促进肝尿酸的合成,抑制肾尿酸的排泄,使血尿酸水平升高,因此痛风合并糖尿病患者应慎用,在治疗上遵循以下5个原则。

- 在没有禁忌证的情况下,首选胰岛素增敏剂和双胍类降糖药物,次选α-糖苷酶抑制剂,尽量不选胰岛素促泌剂或者胰岛素。

- 如果必须使用胰岛素促泌剂,可选用格列美脲,但最好与双胍或胰岛素增敏剂合用。

- 如果必须选胰岛素,可以与胰岛素增敏剂、双胍类药物、α-糖苷酶抑制剂合用,长效胰岛素还可以与格列美脲联合应用。

- 降血压:对于痛风合并糖尿病的患者,应该严格控制血压。降压药中钙通道阻滞剂如氨氯地平、血管紧张素Ⅱ受体拮抗剂(如氯沙坦)为优选。

- 调脂、抗凝:糖尿病合并痛风伴高三酰甘油血症患者,非诺贝特是降脂首选药。如果患者以高胆固醇血症为主要血脂代谢异常,则选择阿托他汀钙治疗。

b.抗炎治疗。

- 痛风急性发作期:秋水仙碱是治疗痛风性关节炎急性发作的特效药。口服首次剂量1 mg,2 h后0.5 mg,每天最大用量1.5 mg,同时注意其不良反应,有骨髓抑制、肝肾功能不全、白细胞减少者禁用。非甾体类抗炎药能缓解关节红肿热痛等炎性症状,改善肌肉、骨骼和关节功能,并可有效防止水肿。糖皮质激素类药能抑制非感染性炎症且起效迅速，但具有升高血糖的特点，且痛风患者停止使用后，症状极易复发，故只有在以上镇痛药失效时，以及严重的肾功能不全患者，个别症状非常严重、反复发作的痛风患者中使用。

● 痛风发作间歇期及慢性期。①抑制尿酸生成的药物：目前临床常用的有别嘌醇和非布司他。别嘌醇常用量为 0.1 g/次，每天 3 次。服用 2 周后，若尿酸降至正常，可逐渐减至维持量，糖尿病肾功能欠佳者，不宜长期大剂量应用。非布司他不良反应小于别嘌醇，用法为 40 mg 或 80 mg，每天 1 次，推荐起始剂量为 20 mg，每天 1 次。持续 2 周后，对血清尿酸水平仍高于 6 mg/dL 的患者，推荐剂量为 40 mg。正在服用硫唑嘌呤、巯嘌呤或胆茶碱的患者禁用。②促进尿酸排泄的药物：主要有丙磺舒和苯溴马隆。丙磺舒常用于高尿酸血症及慢性痛风的治疗，常用量为 0.25 g/次，每天 2 次。治疗糖尿病时要注意，出现以下情况时，不宜服用本品：对磺胺类药物有过敏史者；已有肾功能损害者；有明显的肝功能异常及肝病者；有严重的胃肠疾病者。苯溴马隆常用量为 50～100 mg/次，每天 1 次，用药注意事项主要有：用最小的有效量，我国患者一般采用 25 mg/d 即可达到血尿酸下降的目的；定期检测血尿酸，间隔时间为用药初期或调整药量时一般 15～30 天测试 1 次，待血尿酸基本稳定后，适当延长时间；不合用其他降尿酸药;合用碱性药,用量由测得的尿pH决定,使pH保持在6.5～6.9即可;多饮水,饮水量以2 000～3 000 mL/d为宜;用药前检查肾功能,肾功能损害严重的患者,不宜使用本品。

c.糖尿病合并痛风石的治疗:控制空腹血糖在3.9～7 mmol/L,糖化血红蛋白<7%;对于需要手术的患者,术前空腹血糖水平应该控制在<7.8 mmol/L,餐后2 h血糖控制在10 mmol/L。

(4)监测项目及随访频率。

①常规检查:包括血常规、尿常规、肝肾功能、血糖、血脂、细胞沉降率、C反应蛋白及泌尿系超声检查等。此外,根据患者的器官受累情况进行其他相应的辅助检查。②血尿酸测定:由于血尿酸受多种因素影响会有波动,应多次测定。③尿酸测定:检测24 h尿液中的尿酸总量,但该项检查目前不作为常规检查。④*HLA-B*5801*基因检测:*HLA-B*5801*基因阳性与别嘌呤醇严重不良反应,如Steven-Johnson综合征或中毒性表皮坏死松解症重症药疹密切相关。在有条件的地区,应用别嘌呤醇前应进行基因检测,以减少严重药物不良反应的发生。⑤影像学检查:关节X线检查可见由于MSU晶体沉积导致的关节软骨下骨质破坏;超声对急诊痛风性关节炎或慢性痛风石关节炎患者的诊断更有意义;双能CT检查能特异性识别尿酸盐结晶。

⑥关节腔穿刺/痛风石抽吸物MSU结晶检查。

转诊建议:

(1)及时转诊建议。急性肾衰竭(如尿量急剧减少等)或慢性肾脏病4期或5期;疑诊泌尿系统结石所致的尿路梗阻或肾绞痛(腹痛、腰痛、尿痛、血尿、尿量减少等);首次发作关节症状且尚无法明确诊断为痛风;怀疑感染性关节炎;痛风反复发作、控制不佳;合并肿瘤或妊娠或哺乳;肝功能明显异常(转氨酶>3倍正常值上限或胆红素水平升高);合并其他复杂全身疾病;其他无法处理的急症。如居民因典型急性痛风性关节炎症状就诊,对于存在及时转诊指征,但无明确合并肾功能不全及心血管疾病、无明确药物使用禁忌证的患者,可先予以NSAIDs、秋水仙碱(若既往曾用秋水仙碱,可迅速缓解症状)等抗炎治疗,控制关节肿痛症状,再转诊上级医院。

(2)常规转诊建议。明确诊断痛风性关节炎或正在发作的急性关节症状患者;急性发作累及大关节、多关节,或伴有发热等明显全身症状者;经治疗24 h关节症状改善<50%者,为疗效不佳;明确诊断痛风性关节炎且非急性期的患者,建议由上级医院专科医生选择合适的降尿酸药物并启动降尿酸治疗,待方案确定后,再由基层医生进行长期监测、随访;合并其他慢性病、系统性疾病或因此服用影响尿酸代谢的药物的痛风或高尿酸血症患者;伴发高血压、糖

尿病(也包括乳酸酸中毒、糖尿病酮症酸中毒等急症)等代谢性疾病和缺血性心脏病等其他慢性病,且危险因素控制不佳;各类肾脏疾病所致的肾功能不全或部分肾小管疾病,存在血液系统疾病(如急慢性白血病、红细胞增多症、多发性骨髓瘤、溶血性贫血、淋巴瘤)、恶性肿瘤患者或正在接受癌症化疗的患者,基层医生可在进行增加饮水量、适当碱化尿液的初步处理后,建议转诊;正在服用影响尿酸代谢药物的患者,基层医生可尝试在条件允许下调整药物或尽量避免应用药物,但若尿酸水平、痛风关节症状控制不佳,应建议转诊。

(3)特殊类型痛风或高尿酸血症患者转诊建议。

青少年甚至儿童起病的痛风或高尿酸血症患者;绝经前女性痛风或高尿酸血症患者;有明确家族遗传史,高度怀疑遗传性疾病所致痛风或高尿酸血症等的患者。通过基层医疗机构初步评估未发现明确继发因素的单纯高尿酸血症患者,如血尿酸≥600 μmol/L,应转诊进一步排除继发因素。高龄者建议定期筛查肿瘤、监测肾功能。目前国内外指南均明确指出,对于无症状高尿酸血症患者,接受降尿酸治疗的指征尚缺乏高级别循证证据。建议对于单纯的无症状高尿酸血症患者,基层医生不启动降尿酸治疗,应转诊至上级医院。在明确病因、治疗方案和治疗目标后,转回基层医疗卫生机构长期随访。

5.糖尿病合并非酒精性脂肪性肝病的治疗

（1）饮食管理。

饮食热量限制是减重的关键。地中海饮食，即一种以富含单不饱和脂肪酸、新鲜水果、全谷物、低脂乳品为主，同时减少红肉摄取的饮食方式，被证实可防治肥胖、T2DM、非酒精性脂肪性肝病（NAFLD）、心血管疾病和癌症，并降低全因死亡率。T2DM合并NAFLD患者需限制热量摄入，可将当前饮食热量减少500～1 000 kcal/d，但不推荐极低热量饮食（总热量为500～800 kcal/d），极低热量饮食可能加剧NAFLD的病情发展。患者需避免果糖添加食品的摄入，因为过量的果糖会加重NAFLD。建议T2DM合并NAFLD患者戒酒。有条件的医疗机构建议患者至临床营养科专科就诊，明确个体化医学营养治疗方案。

（2）运动控制。

T2DM合并NAFLD患者常伴肌少症，因此对其的防治应该引起重视。无其他合并症及并发症时，建议进行中等强度的有氧运动。每周锻炼3～5次，每次至少30 min，总时长250～250 min；运动形式可以选择快走、动感单车等。抗阻力训练可提高骨骼、肌肉的耐受性，有益于胰岛素抵抗的改善。运动可预防或减少肝脂肪沉积，但尚不明确其是否能改善肝脏纤维化等病理改变。若T2DM合并NAFLD患者的血糖波动较大、有糖尿病急性并发症或已合并其他靶器官损伤,则需根据其整体病情评估运动方案。有条件的医疗机构建议运动康复科医生给患者开具个体化的运动处方。

(3)药物治疗。

a.降糖药物:推荐 T2DM 合并 NAFLD 的治疗可依据患者自身的具体情况,考虑优先选择吡格列酮或 GLP-1RA,酌情选择 SGLT2i、二甲双胍,其他降糖药物不作为优选。

b.调脂药物:临床上常用的贝特类和他汀类药物,都缺乏病理学上改善 NASH 和纤维化的较强证据,但两者对于调脂的作用是肯定的。相较于 T2DM 的血脂控制目标,目前尚无证据提示 T2DM 合并 NAFLD 的血脂控制是否要求更严格。

c.降压药物:研究证实,ARB 可改善 NASH 的病理改变和血清酶学。因此,ARB 可安全用于 T2DM 合并 NAFLD 的降压治疗。

d.其他药物:对于 NASH 患者,可考虑连用1~2种护肝药(如多烯磷脂酰胆碱、双环醇、甘草酸制剂、水飞蓟素、S-腺苷蛋氨酸和还原型谷胱甘肽等)。连续3个月检测肝酶在正常范围后,再巩固治疗3~6个月,可逐渐减量,直至停药。

对于生活方式干预或药物治疗后减重不佳的 T2DM 合并 NAFLD 亚裔患者,当体质指数>30 kg/m² 时,可考虑减重代谢手术,以减小心血管等疾病及其他糖尿病相关性靶器官损伤风险,并延缓肝病进展。另外,NAFLD目前已成为发达国家肝移植的首要病因。对T2DM合并NAFLD的患者,需严格评估其手术风险及预后,多学科联合讨论,结合患者的健康需求决定是否行肝移植治疗。

(4)监测项目及随访频率。

NAFLD患者肝病相关随访项目包括常规生化、肝脏影像学检查、血清甲胎蛋白、非侵入性肝纤维化指标及必要时肝活检。不建议进行基于一般人群的NAFLD筛查。所有存在肝脂肪变性或临床基于肥胖和代谢危险因素疑诊为NAFLD的患者,均应进行FIB-4的初步风险评估。高危人群(如T2DM患者、医学上复杂肥胖症、有肝硬化家族史或轻度以上饮酒者)应进行进展期肝纤维化筛查。对于存在糖尿病前期、T2DM或两个及以上代谢危险因素(或存在肝脂肪变性的影像学证据)的患者,应每1~2年重复进行FIB-4的初步风险评估。NASH肝硬化患者发生肝脏相关结局的风险最高,需常规监测肝细胞癌(hepatocellular carcinoma,HCC)、食管静脉曲张和肝功能失代偿的发生。在由NASH引起的晚期肝病患者中,转氨酶水平通常是正常的,不应将这一指标单独用于排除伴有临床显著肝纤维化的NASH。应告知NASH肝硬化患者一级亲属其具有较高的风险,并对其进行进展期肝纤维化筛查。由于T2DM会明显恶化NAFLD的预后,因此建议即使最初诊断为T2DM

合并 NAFLD 的患者，每年仍需对肝脏进行 1 次评估。T2DM 合并 NASH 或肝纤维化的患者，每 6 个月进行 1 次肝脏评估；T2DM 合并进展性肝硬化的患者，每 3～6 个月进行 1 次肝脏评估。由于暂无足够证据显示 T2DM 合并 NAFL 患者的肝活检复查时间间隔较普通 NAFLD 患者有差异，建议 T2DM 合并 NAFLD 患者肝活检复查的时间间隔仍至少为 5 年。

转诊建议：疑诊为进展期 NASH 或非侵入性检查（non-invasive tests，NITs）结果不一致的患者，应转诊至专科医生处进行评估、管理和/或进一步诊断评估。

6.糖尿病合并慢性冠状动脉综合征的治疗

ECS 2019 版慢性冠状动脉综合征（CCS）诊治指南首次提出了 CCS 的概念，代替了以往稳定性冠状动脉疾病的诊断。在该指南中，CCS 被分为 6 个亚类：①疑似冠心病，伴有稳定型心绞痛症状和/或呼吸困难；②疑似冠心病，伴有新发心力衰竭或左心室功能不全；③ACS 或血运重建术后 1 年内无症状或稳定性胸痛；④初诊冠心病或血运重建术后 1 年以上，无症状或稳定性胸痛；⑤疑似血管痉挛或微血管病变的心绞痛患者；⑥筛查发现冠心病但无症状。

（1）饮食管理。

糖尿病合并慢性冠状动脉综合征患者的管理始于健康的生活方式。避免或减少精加工碳水化合物、红肉、乳制品和饱和脂肪的摄入,应以水果、蔬菜、豆类、纤维、多不饱和脂肪、坚果和鱼为主。酒精摄入量需小于100 g/周或15 g/d。

（2）运动控制。

肥胖者寿命更短,超重者易早发心血管疾病,而减轻体重能够降低不良事件的发生率。计划性减轻体重需要健康饮食、能量限制和增加运动使体质指数降至25 kg/m²。研究表明,体重减轻5% ~ 10%可以显著降低血压、HbA1c、甘油三酯水平,升高HDL-C水平。对于体质指数≥35 kg/m²的糖尿病患者,建议接受减重手术。运动作为一种"复方制剂",有益于降低心血管危险因素,增加心肌供氧,改善心肌循环。推荐CCS患者每周至少5天保持30 ~ 60 min中等强度有氧运动。

（3）药物治疗。

● 降压治疗:五类常用降压药物分别为ACEI、ARB、钙通道阻滞剂、利尿剂和选择性β受体阻滞剂,均可用于糖尿病患者。此外,新获高血压适应证的ARNI,也可用于降压治疗。在联合方案中更推荐单片固定复方制剂(ARB/钙通道阻滞剂、ARB或ACEI/利尿剂)。在有终末器官损害(如蛋白尿和左室肥厚)证据的患者中,支持使用肾素-血管紧张素-醛固酮受体拮抗剂(包括ARB、ACEI、ARNI),但不建议ACEI和ARB联合使用。

● 调脂治疗:降脂治疗起始宜使用中等强度他汀类药

物。若LDL-C水平不能达标,与其他调脂药物(如依折麦布)联合使用,针对极高危患者。若他汀类药物联合依折麦布4~6周仍不达标,可加用前蛋白转化酶枯草溶菌素Kexin9型抑制剂(PCSK9i),能获得安全有效的调脂效果,进一步降低心血管风险。经他汀类药物治疗后,如非LDL-C仍不能达到目标值,可在使用他汀类药物基础上加用贝特类、高纯度鱼油制剂。对于严重高TG血症患者,即空腹TG≥5.7 mmol/L,应首先考虑使用主要降低TG和VLDL-C的药物(如贝特类和高纯度鱼油制剂)。

● 抗血小板治疗:糖尿病合并ASCVD患者,需应用阿司匹林(75~150 mg/d)作为二级预防,同时需要充分评估出血风险。糖尿病合并ASCVD高危患者通常需应用阿司匹林(75~150 mg/d)作为一级预防。适应证包括:年龄≥50岁且合并至少1项主要危险因素(早发ASCVD家族史、高血压、血脂异常、吸烟或慢性肾脏病/蛋白尿),无出血高风险。出血高风险因素包括但不限于以下情况:既往有胃肠道出血或消化性溃疡疾病,既往有重要脏器出血史、低体重、年龄>70岁、血小板减少、凝血功能障碍、CKD、同时使用增加出血风险的药物(如非甾体类抗炎药、固醇、非维生素K拮抗剂口服抗凝药和华法林等)。慢性冠状动脉综合征患者,如果合并高血栓风险(如合并糖尿病、外周血管病变,有心肌梗死史)且低出血风险,可考虑延长阿司匹林联用1种P2Y12受体拮抗剂(替格瑞洛或氯吡格雷,替格瑞洛优先)的双联抗血小板治疗疗程。血运重建治疗包括经皮冠状动脉动脉介入或冠状动脉旁路移植术后的患者,推荐双联抗血小板治疗一定疗程。阿司匹林过敏或不耐受的ASCVD患者,可单独使用氯吡格雷作为二级预防。

● 血糖管理:对于大多数成人糖尿病患者,推荐HbA1c控制目标<7.0%。对于糖尿病病程较长、已有ASCVD病史或ASCVD极高危的T2DM患者,推荐HbA1c控制目标为<8.0%。T2DM高血糖患者简易治疗的路径详见图1-13。

● 冠心病治疗。①药物治疗:劳力性心绞痛、心肌梗死患者,首选β受体阻滞剂(美托洛尔、比索洛尔等)作为一线药物。单纯或合并痉挛性心绞痛的患者,以钙通道阻滞剂为一线药物。所有急性或慢性冠状动脉综合征患者均可选用ACEI/ARB药物以预防主要心血管事件、心力衰竭及左室收缩功能障碍。心肌梗死后,左室收缩功能障碍或心力衰竭患者,推荐使用盐皮质激素受体拮抗剂。各种类型心绞痛患者,选用硝酸酯类作为一线药物,以缓解心绞痛症状,并且在β受体阻滞剂禁忌或不耐受时使用,或与β受体阻滞剂一起使用。冠状动脉血管重建治疗后或心绞痛已稳定控制者不建议长期使用。②血运重建治疗:血运重建术后积极控制危险因素,合理膳食、控制体重、戒烟,积极进行运动、心理调整等康复治疗,以及合理应用药物

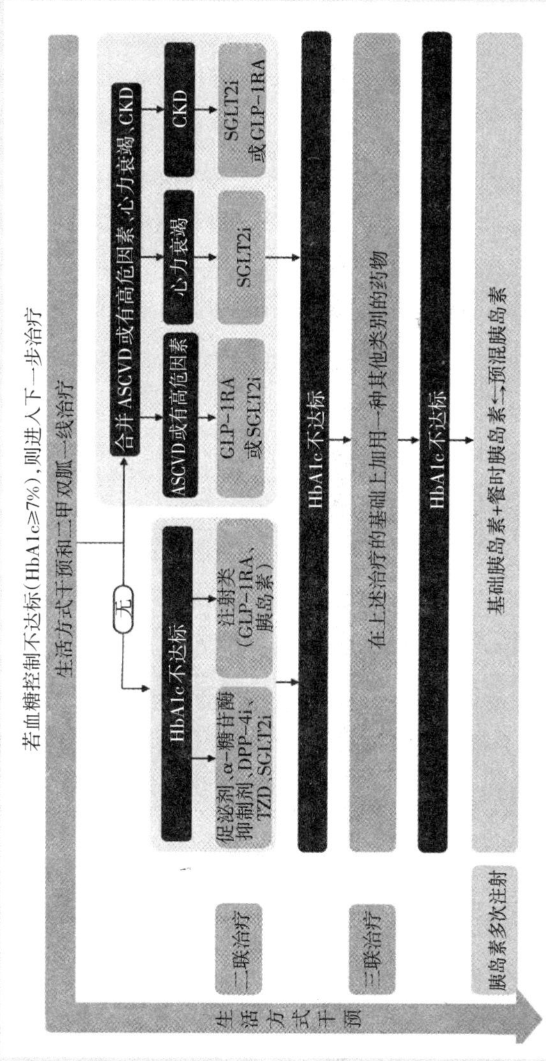

若血糖控制不达标(HbA1c≥7%),则进入下一步治疗

生活方式干预和二甲双胍一线治疗

无

HbA1c不达标
- 促泌剂、α-糖苷酶抑制剂、DPP-4i、TZD、SGLT2i
- 注射类(GLP-1RA、胰岛素)

合并ASCVD或有高危因素、心力衰竭、CKD
- ASCVD或有高危因素:GLP-1RA 或 SGLT2i
- 心力衰竭:SGLT2i
- CKD:SGLT2i 或 GLP-1RA

HbA1c不达标

在上述治疗的基础上加用一种其他类别的药物

HbA1c不达标

基础胰岛素+餐时胰岛素≒预混胰岛素

生活方式干预　二联治疗　三联治疗　胰岛素多次注射

图 1-13　T2DM 高血糖患者简易治疗的路径

治疗作为二级预防措施。

(4)监测项目及随访频率。

糖尿病确诊后，需每年评估心血管疾病的危险因素，包括心血管疾病病史、年龄、吸烟、高血压、血脂紊乱、肥胖（特别是腹型肥胖）、早发心血管疾病的家族史、肾脏损害（尿白蛋白排泄率增高等）、心房颤动（可导致卒中）等。

以下患者考虑筛查冠心病：非典型性心脏症状，如无法解释的呼吸困难、胸部不适；血管疾病相关的症状和体征，包括颈动脉杂音、暂性脑缺血发作（TIA）、卒中、跛行或外周动脉疾病；或心电图异常，如病理性Q波、ST段压低或抬高、病理性T波倒置等。

心血管疾病诊断筛查项目，包括踝肱指数（ABI）、静息或运动负荷心电图、颈动脉和/或下肢动脉超声、经胸超声心电图、冠状动脉CT血管造影，必要时行冠状动脉造影（CAG）。

转诊建议：

(1)紧急转诊。稳定型心绞痛病情变化发生急性心肌梗死。一旦确定为急性心肌梗死，在社区宜先按急性心肌梗死处理。稳定型冠心病转变为不稳定型心绞痛：近48 h内发生缺血性胸痛加重；出现严重心律失常；低血压（收缩压≤90 mmHg）；左心室功能不全[左室射血分数（LVEF）<40%]，存在与缺血有关的肺水肿，出现第三心音、新的或加重的奔马律；休息时胸痛发作伴ST段变化>0.1 mV，新出现

Q波或束支传导阻滞。紧急转诊时需注意患者立即卧床休息、吸氧,监测血压、心率等生命体征和心肺体征,无禁忌证者立即嚼服肠溶阿司匹林300 mg及氯吡格雷300 mg或替格瑞洛180 mg,建立静脉通道。

(2)普通转诊。需进行特殊检查评估,如冠状动脉造影、心脏磁共振成像、心脏复合实验等基层医疗机构无法完成的项目;冠心病危险因素控制不理想,希望转诊至上级医院更好地控制危险因素;经过规范化治疗,症状控制不理想,具有频繁心绞痛症状发作。

7.糖尿病合并慢性心力衰竭的治疗

(1)饮食管理。

a.心力衰竭患者最常见的饮食建议是限钠饮食,但近年来,不同研究出现争议,导致限钠饮食在主要心力衰竭指南中被降级。限钠饮食的适应证和钠盐摄入的中国标准:NYHA Ⅲ—Ⅳ级心力衰竭患者<3 g/d,心力衰竭急性发作伴有容量负荷过量患者<2 g/d,轻度或稳定期心力衰竭患者不主张严格限钠。避免食用高盐食品,比如酱菜、腌肉等。在烹饪中养成使用盐匙的习惯,有利于控制、调节自身的钠盐摄入量。

b.DASH饮食:选择全谷物,大量蔬菜、水果,脱脂/低脂乳制品,适量的瘦肉、禽肉、鱼肉;限制盐、肥肉,限制全脂乳制品,限制甜食和含糖饮料。

　　c.地中海饮食:选择全谷物、豆类、坚果、蔬菜、水果、橄榄油、鱼类和海鲜(至少2次/周);减少红肉、甜点、葡萄酒(如果要喝酒)。长期坚持地中海饮食有助于改善LVEF和心功能,降低心源性猝死的发生率。

　　(2)运动控制。

　　一旦危险因素得到控制且心力衰竭经治疗得到优化,应立即开始运动。对于没有并发症的心力衰竭患者,低-中等强度的娱乐性体育活动与规范化的运动方案同时进行。通过最大心率监测运动强度,在最大运动强度时,如果监测没有发现运动诱发的心肌缺血、心律失常等,可以进行各种娱乐性体育运动。建议NYHA心功能分级Ⅰ—Ⅲ级的稳定性心力衰竭患者进行有氧运动,最好为中等强度的连续运动。对于NYHA心功能分级Ⅲ级的患者,运动开始第1~2周进行小于40%VO_{2peak}的低强度运动,之后运动强度逐渐增加至50%~70%VO_{2peak}。如果耐受性良好,以达到85%VO_{2peak}作为初始目标。耐力运动是心力衰竭患者最常被推荐和采用的运动形式,包括踏车运动、步行、赛艇和太极拳等。抗阻运动可以作为低危患者想重新参加力量相关的体育运动(如举重等)的过渡。运动强度以相同运动重复10~15次、RPE 15为宜。

　　(3)药物治疗。

　　a.降糖药物对糖尿病心肌病严重程度的影响。

尽管降糖药物可显著改善糖尿病患者的血糖控制,但使用这些药物并不一定能降低患者的心力衰竭风险。这提示仅降低血糖并不能预防糖尿病心肌病的发展,但某些降血糖药物可以改变糖尿病患者心血管并发症的病程。

● 二甲双胍:二甲双胍是大多数2型糖尿病患者的一线药物。除降低血糖的主要作用外,二甲双胍还可刺激胰岛素作用、减少炎症、改善心肌能量代谢。然而,其对心力衰竭发展的影响尚未确定。

● 磺酰脲类药物:研究显示,与格列本脲相比,格列齐特和格列美脲的心血管相关死亡风险和全因死亡风险均较低。另一项研究则显示,与格列齐特、格列吡嗪和甲苯磺丁脲相比,格列本脲和格列美脲不增加心血管不良事件风险。

● 噻唑烷二酮类(TZD类)药物:TZD类药物可导致液体潴留,增加充血性心力衰竭风险。

● Glitazars类药物:Glitazars类药物是一种过氧化物酶体增殖物激活受体(PPAR)α和γ双重激动剂,可同时降低血糖和血脂,但其可增加糖尿病患者的充血性心力衰竭风险。

● GLP-1受体激动剂:利拉鲁肽并不能改善近期住院的慢性射血分数降低的心力衰竭患者的院外临床稳定性。此外,利拉鲁肽并不能改善伴或不伴糖尿病的稳定性慢性心力衰竭患者的左室射血分数(LVEF)或收缩功能,且与心率增加和更严重的心脏不良事件相关。总体而言,利拉鲁肽在预防糖尿病心肌病方面的获益令人质疑。

• DPP-4抑制剂:DPP-4抑制剂维格列汀(Vildagliptin)、西格列汀(Sitagliptin)、沙格列汀(Saxagliptin)和阿格列汀(Alogliptin),在降低糖化血红蛋白水平和改善糖尿病患者糖耐量方面的疗效相似,但在改善糖尿病患者心力衰竭预后方面的疗效尚未明确。

• SGLT2抑制剂:近年来研究显示,SGLT2抑制剂能够降低具有高危风险的T2DM患者的心血管疾病死亡率和心力衰竭住院率。

• 胰岛素:虽然提高血液的胰岛素水平有利于恢复衰竭心脏的胰岛素敏感性,提高心脏效率,降低心血管死亡率,但目前尚无研究证实。

b.心力衰竭治疗。

• 慢性射血分数降低的心力衰竭(heart failure with reduced ejection fraction, HFrEF)的治疗。①药物治疗:包括利尿剂、肾素-血管紧张素系统抑制剂、β受体阻滞剂、醛固酮受体拮抗剂、伊伐布雷定和洋地黄类药物等。对于无法使用ACEI/ARB/ARNI的有症状HFrEF患者,可考虑合用血管扩张药(硝酸酯与肼屈嗪治疗)以改善症状;曲美他嗪、辅酶Q10、辅酶Ⅰ、左卡尼汀、磷酸肌酸等药物可通过增加心肌能量代谢进而改善患者的症状和心脏功能,提高生活质量。②心脏植入型电子器械治疗:心脏再同步化治疗用于纠正心力衰竭患者的心脏失同步,以改善心力衰竭;埋藏式心脏复律除颤器治疗用于心力衰竭患者心脏性猝死的一级或二级预防。

● 慢性射血分数保留的心力衰竭(heart failure with preserved ejection fraction,HFpEF)的治疗:采取综合性治疗手段以缓解症状、治疗心血管基础疾病和合并症、控制心血管疾病危险因素。

● 慢性射血分数中间值的心力衰竭(heart failure with mid-range ejection fraction,HFmrEF)的治疗:针对HFpEF和HFmrEF患者,建议进行心血管疾病和非心血管疾病合并症的筛查及评估,并给予相应的治疗,进而改善症状及预后。酌情使用ACEI/ARB、β受体阻滞剂和醛固酮受体拮抗剂等药物。

(4)监测项目及随访频率。

LVEF测量:成像方式包括超声心动图、核素心室造影、心脏磁共振成像、心室造影;时间在12个月以内。

利钠肽测量:利钠肽包括B型利钠肽(BNP)或N末端B型利钠肽原(NT-proBNP);时间在12个月以内。

症状及活动能力评估:量化评估指标包括NYHA心功能分级、堪萨斯城心肌病患者生活质量量表或明尼苏达心力衰竭生活质量调查表。

症状管理:症状评估可选择以下指标之一,NYHA心功能分级、KCCQ、MLHFQ、6 min步行试验、峰值摄氧量、二氧化碳通气当量斜率,根据前后2次评估结果(间隔至少1个月)比较判断症状的变化。干预措施包括以下至少1项,调整药物及其剂量、器械治疗、改变生活方式(如限盐、康复训练)、安宁疗护、转诊。时间在12个月以内。

转诊建议:

(1)基层医疗卫生机构初诊或怀疑为心力衰竭,需明确病因和治疗方案的心力衰竭患者。

(2)基层医疗卫生机构就诊的慢性稳定性心力衰竭患者病情加重,经常规治疗不能缓解,出现以下情况之一,应及时转诊:心力衰竭症状、体征加重,如呼吸困难、水肿加重、生命体征不稳定;BNP等心力衰竭生物标志物水平明显增高;原有心脏疾病加重;出现新的疾病,如肺部感染、电解质紊乱、心律失常、肾功能恶化、血栓栓塞等;需进一步调整治疗方案;需要有创检查及治疗,包括血运重建、心脏手术、植入心脏复律除颤器(ICD)、心脏再同步化治疗(CRT)等。

(3)诊断明确、病情平稳的心力衰竭患者,每半年应由专科医师进行1次全面评估,对治疗方案进行评估和优化。

(司玮、刘皆、张伟)

第二章

血脂异常

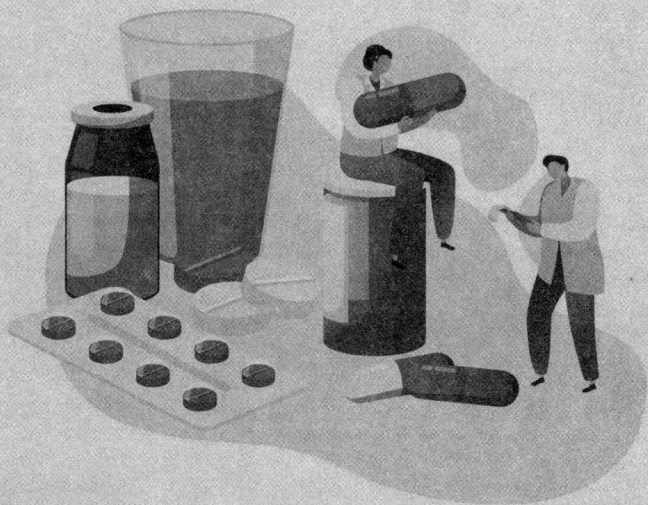

一、简述

血脂是血清中的胆固醇(TC)、甘油三酯(TG)和类脂(如磷脂)等的总称,与临床密切相关的血脂主要是 TC 和 TG。血脂异常(dyslipidemia)指血浆中脂质量和质的异常。高脂血症(hyperlipidemia)是指血脂水平过高,可直接引起一些严重危害人体健康的疾病,如动脉粥样硬化、冠心病、胰腺炎等。

二、流行病学

20 世纪 80 年代以来,我国人群(包括儿童和青少年)血脂水平变化显著,血脂异常患病率明显增加。

血脂成分的平均水平是评价人群血脂变化趋势的重要指标。2018 年全国调查数据显示,我国≥18 岁成人血清 TC 平均为 4.8 mmol/L,LDL-C 为 2.9 mmol/L,TG 为 1.7 mmol/L,与 2002 年、2010 年、2015 年进行的全国性调查获得的数据相比,各项血脂成分的平均水平均明显升高。1980 年,中国成人 TC 和非高密度脂蛋白胆固醇(非 HDL-C)的平均水平处于全球最低的分级之列,明显低于西方国家;而 2018 年,中国成人的 TC 和非 HDL-C 的平均水平则达到或超过了一些西方国家的平均水平。同时,儿童和青少年血脂水平也呈升高趋势。2018年全国调查结果显示,≥18岁的成人血脂异常总患病率为35.6%,与2015年全国调查的血脂异常患病率相比,依然有所上升,其中高TC血症(TC≥6.2 mmol/L)患病率的增加最为明显。

三、病因

脂质来源、脂蛋白合成及代谢过程关键酶的异常,脂质降解过程受体通路障碍等,均可导致血脂水平的异常。血脂水平与遗传和饮食习惯密切相关,因此不同种族人群和饮食情况下的血脂水平存在一定的差异。

血脂异常按照其病因可分为以下两种类型。

1.原发性(遗传性)血脂异常

原发性血脂异常是指无明确病因引起血脂异常的继发因素(如疾病、药物等)所致的血脂异常,是遗传与环境因素相互作用的结果。大多数原发性血脂异常是单一基因或多个基因突变所致,具有家族聚集性,有明显的遗传倾向,特别是单一基因突变者,故临床上又称为遗传性或家族性高脂血症(FH)。FH属于单基因、常染色体遗传性胆固醇代谢异常,多为显性遗传,隐性遗传罕见。目前,公认的FH致病基因包括*LDLR*、*ApoB*、*PCSK9*、*LDLR*衔接蛋白

1（*LDLRAP1*）等。环境因素包括不良饮食习惯、运动不足、肥胖、年龄、吸烟及酗酒等。血脂异常多数伴有肥胖症、高血压、冠心病、糖尿病或糖耐量异常,亦可能与胰岛素抵抗有关。

2.继发性(获得性)血脂异常

继发性血脂异常通常是指由导致血清脂质和脂蛋白代谢改变的潜在系统性疾病、代谢状态改变、不健康饮食及某些药物引起的血脂异常。继发性血脂异常与原发性血脂异常可能产生相似的后果。如摄取富含饱和脂肪酸和胆固醇的饮食可引起胆固醇水平升高,酒精过量可导致高 TG 血症。药物(如糖皮质激素、雌激素、维 A 酸、环孢素、抗抑郁药物、血管内皮生长因子抑制剂、芳香化酶抑制剂等)可引起继发性血脂异常。引起血脂异常的疾病主要有肥胖、糖尿病、肾病综合征、甲状腺功能减退症、肾衰竭、肝脏疾病、系统性红斑狼疮、糖原累积症、骨髓瘤、脂肪萎缩症、急性卟啉病、多囊卵巢综合征等。

四、症状

血脂异常可见于不同年龄段、性别的人群,明显的血脂异常患者常有家族史。血脂水平常随年龄增长而升高,至50~60岁达到高峰,其后趋于稳定或有所下降。但年轻女性血脂水平常低于男性,而绝经期后显著升高,常高于同龄男性。

长期患血脂异常症可使机体发生动脉粥样硬化,导致冠心病、脑血管及周围血管疾病等发生,还可引起肝脂肪变性,最终导致肝功能障碍。血脂异常症主要的临床表现:

1.黄色瘤

由过多的脂质在局部组织沉积导致,主要累及部位为眼睑周围、手掌及手指的皱纹处,少数也可发生于肘、膝、踝、臀部等。黄色瘤的存在提示时间较久的脂代谢异常,且多数可逐渐消退。

2.早发的心血管疾病

长期持续存在的血脂异常症可导致动脉粥样硬化,引发冠心病、脑卒中等心血管疾病。尤其在家族性高胆固醇血症的患者中,心血管疾病多为早发,男性可在45岁发病,女性可在55岁发病。

3.自发性胰腺炎

主要见于以血清甘油三酯水平升高为主的患者中。由于乳糜微粒栓子阻塞胰腺的毛细血管,引起局限性胰腺细胞坏死而导致急性胰腺炎发作,一部分患者呈慢性复发性胰腺炎。长期或反复发作可导致胰腺外分泌和内分泌功能均下降,出现消化系统症状及继发性糖尿病。

五、门急诊就医指征

1.急诊(120)指征

如果您突然出现急性胸前区疼痛、一侧肢体瘫痪、呼吸困难等情况,请第一时间急诊就医或拨打急救电话。

2.门诊指征

(1)体检发现血脂异常。

(2)有心脑血管疾病者。

(3)家族中有高脂血症者。

(4)皮肤有黄色瘤者。

3.就诊科室

(1)体检发现血脂异常、有黄色瘤等相关典型症状者,可考虑到内分泌科就诊。

(2)有动脉粥样硬化,出现胸闷、气短等心脑血管疾病症状或出现肢体运动障碍、剧烈头痛、意识障碍、大小便失禁等脑血管意外疾病症状时,可选择心血管内科、神经内科就诊。

六、辅助检查

血脂异常主要通过实验室检查发现、诊断及分型。基本常规的检测项目为血清或血浆 TC、TG、LDL-C、HDL-C，而 ApoA、ApoB 对预测冠心病有一定的临床意义。检测前最后一餐忌进食高脂饮食并禁酒，应空腹（禁食 8～12 h）。

七、诊断依据

1.筛查

血脂异常的检出主要依靠常规医疗服务和健康体检。早期检出血脂异常并监测血脂水平变化是评估动脉粥样硬化性心血管疾病（ASCVD）风险并有效实施 ASCVD 防治措施的重要基础。

血脂筛查的频率和检测指标建议如下：①< 40 岁成年人每 2～5 年进行 1 次血脂检测（包括 TC、LDL-C、HDL-C和 TG），≥40 岁成年人每年至少应进行 1 次；②ASCVD 高危人群应根据个体化防治的需求进行血脂检测；③在上述人群接受的血脂检测中，应至少包括 1 次 Lp(a) 的检测；④血脂检测应列入小学、初中和高中体检的常规项目；⑤FH 先证者的一级和二级亲属均应进行血脂筛查，增加 FH 的早期检出率。

血脂检查的重点对象为：①有 ASCVD 病史者；②存在多项 ASCVD 危险因素（如高血压、糖尿病、肥胖、吸烟）的人群；③有早发 CVD 家族史者（指男性一级直系亲属在 55 岁前或女性一级直系亲属在65岁前患ASCVD),或有FH者;④皮肤或肌腱黄色瘤及跟腱增厚者。

2.诊断

详细询问病史,包括饮食和生活习惯,同时还应询问引起继发性血脂异常的相关病史、用药史及家族史。体检时还应注意有无黄色瘤、角膜环和脂血症眼底改变等。

血脂异常的诊断采用《中国血脂管理指南(2023版)》关于我国血脂合适水平及异常分层标准(表2-1)。

表2-1 血脂异常诊断及分层标准

分层	TC/(mmol/L)	LDL-C/(mmol/L)	HDL-C/(mmol/L)	TG/(mmol/L)	非HDL-C/(mmol/L)	Lp(a)/(mg/L)
理想水平	—	< 2.6		—	< 3.4	—
合适水平	< 5.2	< 3.4		< 1.7	< 4.1	< 300
边缘水平	≥5.2且< 6.2	≥3.4且< 4.1		≥1.7且< 2.3	≥4.1且< 4.9	
升高	≥6.2	≥4.1		≥2.3	≥4.9	≥300
降低	—		< 1.0	—	—	

注:TC=总胆固醇;LDL-C=低密度脂蛋白胆固醇;HDL-C=高密度脂蛋白胆固醇;TG=甘油三酯;Lp(a)=脂蛋白(a)。

3.血脂异常临床分类

(1)高胆固醇血症:单纯胆固醇升高。

(2)高TG血症:单纯TG升高。

(3)混合型高脂血症:胆固醇和TG均有升高。

（4）低HDL-C血症：HDL-C偏低。

八、鉴别诊断

1.甲状腺功能减退症（甲减）

甲减患者常伴发血脂异常，甲减的诊断主要通过实验室检查，血清促甲状腺激素水平升高、甲状腺激素（T3、T4）水平降低。

2.库欣综合征

库欣综合征也可引起血脂异常，本病诊断主要根据典型症状和体征，如向心性肥胖、紫纹、毛发增多、性功能障碍等。实验室诊断包括血皮质类固醇升高并失去昼夜变化节律等，可以帮助鉴别。

3.肾病综合征

高脂血症是肾病综合征临床特征之一，其特点是几乎所有血脂和脂蛋白成分均增加，本病诊断主要根据大量蛋白尿（>3.5 g/d）和低白蛋白血症（<30 g/L）。

4.系统性红斑狼疮（SLE）

SLE引起的血脂异常与免疫炎症反应有关，自身抗体与肝素结合，抑制脂蛋白酶活性，减缓VLDL清除。鉴别诊断主要根据临床表现、自身抗体检查、皮肤和肾脏组织病理学检查。

九、治疗

(一)饮食处方

改善饮食结构,根据患者血脂异常的程度分型及性别、年龄和劳动强度等制订食谱。减少总能量摄入,在满足每天必需营养和总能量的基础上,限制 TC 摄入量(<300 mg/d),补充植物固醇(2~3 g/d),限制饱和脂肪酸摄入量(占总能量比例一般人群<10%,高 TC 血症患者<7%),脂肪摄入优先选择富含 ω-3 多不饱和脂肪酸的食物。摄入碳水化合物占总能量的 50%~60%,补充可溶性膳食纤维(10~25 g/d)。

(二)运动处方

每天 30 min 中等强度代谢运动,每周 5~7 天,保持合适的体质指数(BMI 20.0~23.9 kg/m)。对于 ASCVD 患者,应在专业医生指导下进行。

(三)稳定期药物治疗原则及监测项目、随访频率

1.治疗药物

(1)他汀类药物:可显著降低血清 TC、LDL-C,也在一

定程度上降低 TG,并轻度升高 HDL-C。适用于高 CH 血症、混合型高脂血症和 ASCVD。目前国内临床常用的他汀类药物主要有洛伐他汀、辛伐他汀、普伐他汀、氟伐他汀、阿托伐他汀和瑞舒伐他汀。大多数患者对他汀类药物的耐受性良好。少数接受大剂量治疗的患者可出现转氨酶升高、肌痛、肌炎、血清肌酸激酶升高,极少数可发生横纹肌溶解而致急性肾衰竭。长期应用他汀类药物有增加新发糖尿病的风险。儿童、孕妇、哺乳期妇女和准备生育的妇女不宜服用。

(2)肠道 TC 吸收抑制剂:如依折麦布。适用于高 TC 血症和以 TC 升高为主的混合型高脂血症。常见不良反应有一过性头痛和便秘等消化道症状,哺乳期和妊娠期妇女禁用。

(3)普罗布考:适用于高 TC 血症,尤其是纯合子型家族性高 TC 血症和黄色素瘤患者。常见不良反应为恶心,偶见 QT 间期延长。室性心律失常、QT 间期延长、低血钾者禁用。

(4)胆酸螯合剂:主要有考来烯胺、考来替泊和考来维仑等。在肠道内与胆汁酸不可逆结合,阻断胆酸的肠肝循环,促使胆汁酸随粪便排出,减少 TC 的重吸收。适用于高 TC 血症和以 TC 升高为主的混合型高脂血症。与他汀类药物联用可明显提高调脂效果。常见不良反应为恶心、呕吐、腹胀、腹痛、便秘等。

(5)贝特类药物:此类药物包括非诺贝特和苯扎贝特等,适用于高 TG 血症和以 TC 升高为主的混合型高脂血症。常见不良反应与他汀类药物类似,禁用于肝肾功能不良者,以及儿童、孕妇和哺乳期妇女。

(6)烟酸类药物:也称维生素 B,适用于高 TG 血症和以 TG 升高为主的混合型高脂血症。烟酸常见不良反应包括面部潮红、瘙痒等,偶见肝功能损害、高尿酸血症等。慢性活动性肝病、活动性消化道溃疡和痛风者禁用,糖尿病患者一般不宜使用。烟酸类衍生物阿昔莫司的不良反应较少。

(7)高纯度鱼油制剂:适用于高 TG 血症和以 TG 升高为主的混合型高脂血症。不良反应少见,有出血倾向者禁用。

(8)新型调制药物:

a.ApoB100 合成抑制剂:如米泊美生,常见不良反应为注射局部肿痛、瘙痒。

b.微粒体 TG 转移蛋白抑制剂:洛美他派主要用于治疗纯合子型家族性高 TC 血症。不良反应发生率较高,主要包括转氨酶升高和脂肪肝。

2.治疗过程的监测

降脂治疗中监测的目的:①观察是否达到降脂目标

值;②了解药物的潜在不良反应。对采取饮食控制等非药物治疗者,开始的3~6个月应复查血脂水平,如血脂控制达到建议目标值,则继续非药物治疗,但仍需每6个月至1年复查1次,长期达标者可每年复查1次。首次服用降脂药物者,应在用药4~6周内复查血脂、肝酶和肌酸激酶(CK)。若血脂参数能达到目标值且无药物不良反应,逐步改为每3~6个月复查1次。若治疗1~3个月后,血脂仍未达到目标值,需及时调整降脂药物的剂量或种类,或联合应用不同作用机制的降脂药物。每当调整降脂药物种类或剂量时,都应在治疗4~6周内复查。治疗性生活方式改变和降脂药物治疗必须长期坚持,才能有更佳的临床获益。

(四)急性期治疗原则及监测项目、随访频率

1.出现急性ASCVD并发症

(1)心绞痛:应立即停止体力活动,就地休息,设法消除寒冷、情绪激动等诱因;立即舌下含化硝酸甘油或消心痛(硝酸异山梨酯)等制剂,立即送医院就诊;给予心电监护及监测心肌酶谱等。

(2)心肌梗死:急性心肌梗死死亡率高,其中半数以上患者是在住院前死亡的,大多数患者死亡发生在发病后1 h内,一般由心室纤颤引起,因此就地急救措施和迅速转送医院至关重要;一旦发生心搏骤停,应立即实施人工呼吸

和胸外心脏按压,进行心肺复苏。

2.出现脂源性胰腺炎

高脂血症所导致或者诱发的急性胰腺炎,首先应该系统地进行抗感染、静脉补充液体、调整内环境稳定、降血脂等对症治疗。在治疗期间也应该监测血常规、淀粉酶、生化各项指标的变化,预防离子紊乱和酸碱失衡。在补液时,每天应该保证基础的糖类、微量元素及维生素等物质的摄入量,同时叮嘱患者离床活动,促进肠道蠕动功能的恢复。

(五)康复治疗

1.控制总能量的摄入

限制每天饮食中的脂肪含量,饱和脂肪酸小于总能量的7%,建议每天摄入胆固醇<300 mg/d。

2.坚持运动

尽量保持每天30 min的运动时间,每周5天以上。

3.戒烟限酒

减少二手烟的吸入。

(六)并发症

1.动脉粥样硬化

脂质在血管内皮下沉积引起动脉粥样硬化,导致心脑血管和周围血管病变。某些家族性血脂异常患者可于青春期前发生冠心病,甚至心肌梗死。一般治疗:生活方式干预,积极控制各种危险因素。同时可给予药物进行抗血小板、抗凝、调节血脂、改善心肌重构及扩张血管等治疗。若出现动脉硬化破裂并继发血栓,可予以溶栓、介入支架或手术处理。

2.急性胰腺炎

严重的高 TG 血症(>10 mmol/L)形成栓子阻塞胰腺毛细血管,可引起急性胰腺炎。可给予防治休克、改善微循环、解痉、止痛、抑制胰酶分泌、抗感染、营养支持、预防并发症的发生、加强重症监护的一些措施等非手术治疗。出现局限性区域性胰腺坏死、渗出者,若无感染而全身中毒症状不十分严重,不需急于手术;若有感染,则应予以相应的手术治疗。

3.糖尿病

高脂血症可通过脂毒性导致糖耐量受损及糖尿病。可给予糖尿病知识宣教、适当运动等生活方式干预处理,同时给予血糖监测,给予相应口服降糖药物或胰岛素等处理(详见"糖尿病"章节)。

(七)预后

高脂血症患者经过饮食习惯的改善、坚持运动及适当的治疗,血脂可以恢复正常,需要患者一直保持良好的生活习惯,以免再次出现高脂血症。未出现 ASCVD、糖尿病、急性胰腺炎等多种并发症者,一般预后良好。

(八)注意事项

高脂血症患者经过积极的生活习惯改变及治疗,通常血脂可以恢复正常。应坚持运动及饮食计划或相应药物治疗,防止高脂血症再次发生。要规律检测血脂水平及肝功能、肌酶等药物不良反应指标。

(九)预防

(1)均衡饮食,保持低脂低盐饮食,控制能量摄入,少吃烧烤、油炸类食物。

(2)戒烟限酒,避免劳累,及时排解学习、生活中的压力。

(3)坚持规律科学的运动,制订合适的运动计划并坚持执行,保持理想体重。

(4)定期体检,尤其是有肥胖、高脂血症家族史的患者,应关注血脂水平,定期检查。

(胡国平)

附　　录

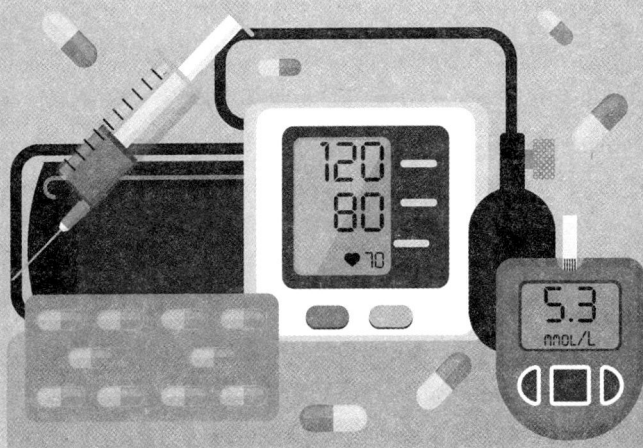

糖尿病合并其他慢性病治疗要点

糖尿病

1. 口服降糖药物

(1)二甲双胍:适用于经单纯饮食治疗和体育锻炼不能满意控制的T2DM,尤其对肥胖患者疗效更佳;用磺脲类药物效果不理想者可联合此药物;胰岛素治疗的T1DM、T2DM患者,加用双胍类药物可减少胰岛素用量。禁用于肾功能不全[血肌酐水平男性 > 132.6 μmol/L(1.5 mg/dL),女性 > 123.8 μmol/L(1.4 mg/dL)]、肝功能不全、严重感染、缺氧、脱水或接受大手术的患者。主要不良反应为腹泻、厌食、恶心、口腔金属味等,维生素 B_{12} 缺乏可增加乳酸酸中毒的危险。

(2)磺脲类药物:适合于尚保留部分胰岛功能的T2DM患者(尤其是非肥胖患者);每天胰岛素需要量在0.3 U/kg体重以下者;可作为二甲双胍不耐受或存在禁忌证的患者的起始治疗或二甲双胍治疗血糖控制不佳时的联合用药。重度肝损害(ALT > 8 ~ 10倍参考值上限且TBIL > 2倍参考值上限)者、严重肾功能不全、T1DM、糖尿病急性并发症者,严重感染、手术、创伤等应激者禁用磺脲类药物。主要不良反应为低血糖、体重增加及高胰岛素血症,可能干扰心肌缺血预适应,存在继发性失效。

(3)格列奈类药物：适用于饮食控制、降低体重及运动治疗尚不能有效控制的T2DM患者，其中新诊断的非肥胖者可作为首选，对餐后血糖增高者更适合，尤其适合于老年、肾功能不全及进餐不规律的糖尿病患者。在妊娠及哺乳期妇女、T1DM患者、DKA、严重肝功能不全及对本品产生变态反应者禁用。主要不良反应为低血糖、体重增加和高胰岛素血症，可能干扰心肌缺血预适应，需频繁调整剂量。

(4)TZD：适用于T2DM的胰岛素抵抗及糖耐量减低的治疗，此外肥胖、高血压、血脂异常、多囊卵巢综合征等常伴有胰岛素抵抗，也可使用本类药。禁用于有心力衰竭（NYHA心功能分级Ⅱ级以上）、活动性肝病或氨基转氨酶升高超过正常上限2.5倍、严重骨质疏松和有骨折病史的患者。常见不良反应为体重增加和水肿，可能增加心肌梗死风险（罗格列酮），可能增加膀胱癌风险（吡格列酮）。

(5)α-糖苷酶抑制剂：适用于以碳水化合物为主要食物成分的餐后血糖升高的患者；单纯饮食治疗和体育锻炼不能满意控制的T2DM，尤其对肥胖者疗效更优，可单独使用，也可与双胍类、磺脲类、胰岛素联合用药；IGT的干预治疗；T1DM患者的餐后高血糖不能单独使用该药，应与胰岛素联合应用。有疝气、肠梗阻、胃肠功能紊乱、近期腹部手术史的糖尿病患者及儿童、孕妇、哺乳期妇女禁用。常见不良反应为胃肠胀气、腹胀、腹泻等,需频繁调整剂量。

(6)DPP-4i:适用于尚有部分胰岛功能的糖尿病患者,尤其是血糖不是太高、担心发生低血糖的老年糖尿病患者。T1DM、糖尿病酮症酸中毒患者、儿童、妊娠及哺乳期妇女禁用。可引起头痛、咽炎、上呼吸道感染等,但发生率很低;偶有超敏反应、血管神经水肿、肝酶升高、腹泻、咳嗽等不良反应,可能诱发胰腺炎。

(7)SGLT2i:由于其独特的降糖机制及心肾保护作用,适用于各类糖尿病患者,尤其是合并心血管疾病的糖尿病患者。严重肾功能不全患者禁用,重度肝损害(Child-Phgh C级)患者不推荐使用,目前在T1DM、青少年及儿童中无适应证。常见不良反应为泌尿系统和生殖系统感染及血容量不足相关的不良反应,罕见不良反应包括DKA。

2.胰岛素

起始治疗的时机为T1DM患者起病时;新诊断T2DM患者如有明显的高血糖症状、酮症或DKA;新诊断糖尿病患者分型困难,与T1DM难以鉴别时;T2DM患者经生活方式干预和口服降糖药治疗3个月后血糖仍不达标(FBG > 7.8 mmol/L 和/或HbA1c > 7.0%)者;在糖尿病病程中出现无明显诱因的体重显著下降时;围手术期、妊娠期、合并感染及 HbA1c≥10%或随机血糖≥16.7 mmol/L 的患者。主要不良反应包括低血糖反应、变态反应、胰岛素性水肿、屈光失常等。

3.GLP-1RA

适用于伴 ASCVD 或高危心血管疾病风险的 T2DM 患者，并且低血糖风险较小。伴有胰腺炎高风险的 T2DM 患者不建议使用；伴有甲状腺髓样癌病史或家族史、多发性内分泌腺瘤病 2 型的患者禁用；不推荐 IDegLira 在 eGFR<15 mL/(min·1.73 m^2)、iGlarLixi 在 eGFR<30 mL/(min·1.73 m^2)的患者使用；IDegLira 禁用于重度肝功能不全的患者，iGlarLixi 可在肝功能不全患者全程使用。肝功能不全患者使用复方制剂时，需要加强血糖监测和剂量调整；不推荐在 T1DM、18 岁以下儿童和青少年、妊娠或哺乳期妇女，以及 DKA 患者中使用。主要不良反应为轻-中度的胃肠道反应，包括腹泻、腹胀、恶心、呕吐等，最严重的不良反应是胰腺炎和甲状腺肿瘤，但是因果关系并不明确。

糖尿病合并高血压

（1）糖尿病患者的血压控制目标为＜130/80 mmHg；老年伴严重冠心病的糖尿病患者，可放宽至140/90 mmHg；合并糖尿病的孕妇，建议血压控制目标为≤135/85 mmHg。

（2）若血压不能达标，应采用药物治疗。血压≥140/90 mmHg的患者，应在非药物治疗基础上立即开始药物治疗。

（3）伴微量蛋白尿的患者应该立即使用药物治疗，合并白蛋白尿或CKD的糖尿病患者，应首选ACEI或ARB。

（4）常用降压药均可用于糖尿病合并高血压的治疗；如需联合用药，应以ACEI或ARB为基础，联合CCB、小剂量利尿剂或选择性β受体阻滞剂；联合用药方案优先推荐SPC；糖尿病患者一般不推荐ACEI联合ARB，以及利尿剂联合选择性β受体阻滞剂；推荐高血压合并糖尿病患者使用SGLT2i和GLP-1RA以降低心肾事件风险，同时具有一定的降压作用。

（5）糖尿病合并高尿酸血症的患者慎用利尿剂。反复低血糖发作者慎用β受体阻滞剂，以免掩盖低血糖症状。因此，如需应用利尿剂和β受体阻滞剂，宜小剂量使用。

（6）有前列腺肥大且血压控制不佳的患者，可使用α受体阻滞剂。

（7）血压达标通常需要2种或2种以上药物的联合治疗。

（8）对糖尿病合并难治性高血压的患者，可在3种降压药联用的基础上，加用螺内酯。

（9）注意不能同时使用ACEI和ARB。使用ACEI或ARB期间应监测血清肌酐或估计eGFR及血清K^+水平。

糖尿病合并慢性冠状动脉综合征

CCS 的药物治疗：

1.CCS 患者长期抗心肌缺血药物治疗

标准治疗：BB 或 CCB*→BB+DHP-CBB→二线抗心肌缺血药物→+尼可地尔、雷诺嗪或曲美他嗪

心率＞80 次/min：BB 或 NDHP-CCB→BB+NDHP-CCB→+伊伐布雷定→+尼可地尔、雷诺嗪或曲美他嗪

心率＜50 次/min：DHP-CCB→LAN→DHP-CCB+LAN→+尼可地尔、雷诺嗪或曲美他嗪

左心室功能障碍或心力衰竭：BB→+LAN 或伊伐布雷定→+其他二线抗心肌缺血药物→+尼可地尔、雷诺嗪或曲美他嗪

低血压：低剂量 BB 或 NDHP-CCB→+低剂量 LAN→+伊伐布雷定、雷诺嗪或曲美他嗪

注：BB=β 受体阻滞剂，CCB=钙通道阻滞剂，NDHP-CCB=非二氢吡啶类钙通道阻滞剂，DHP-CCB=二氢吡啶类钙通道阻滞剂，LAN=长效硝酸酯类药物，* 为 BB 与 DHP-CCB 联合应用及 BB 或 CCB 与二线抗心肌缺血药物联合应用可作为第一步治疗。

2.抗栓治疗

推荐窦性心律的 CCS 患者若缺血风险高而出血风险不

高,应在阿司匹林治疗(75~100 mg/d)基础上增加一种抗栓药物进行长期二级预防。氯吡格雷推荐剂量:75 mg/d,用药指征:心肌梗死后接受DAPT>1年;普拉格雷推荐剂量:10 mg/d或5 mg/d(体质量<60 kg或年龄>75岁),用药指征:接受PCI的心肌梗死并接受DAPT>1年,附加条件:年龄>75岁;利伐沙班推荐剂量:2.5 mg/次,2次/d,用药指征:心肌梗死>1年或伴有多支血管病变的冠心病,附加条件:肌酐清除率为15~29 mL/min;替格瑞洛推荐剂量:60 mg/次,2次/d,用药指征:心肌梗死后接受DAPT>1年。

3. 血脂及血糖管理

推荐降脂治疗目标仍为LDL-C<1.8 mmol/L或较基线水平(1.8~3.5 mmol/L)至少降低50%。建议所有CCS患者接受他汀类药物治疗,使用可耐受的最大剂量他汀类药物治疗后LDL-C仍不达标者应加用依折麦布,之后仍不达标者可联合使用PCSK9抑制剂。推荐SGLT2i和GLP-1RA应用于糖尿病合并心血管疾病患者。

血运重建常作为药物疗效不佳时的二线治疗方案。

糖尿病合并慢性心力衰竭

对于糖尿病患者心力衰竭的治疗药物,推荐"新四联"——肾素-血管紧张素-醛固酮系统抑制剂、β受体阻滞剂、盐皮质激素受体拮抗剂和SGLT2抑制剂为一线治疗药物。

1.有心力衰竭风险的糖尿病患者

对于T2DM患者,如果已确诊心血管疾病或发生风险高,应使用SGLT2i来预防心力衰竭住院风险。

2.射血分数降低的心力衰竭患者

ANRI/ACEI/ARB、β受体阻滞剂、MRA、SGLT2i逐渐滴定至目标剂量或最大耐受剂量→在LVEF≤35%的有症状的HFrEF患者中,评估是否有ICD/CRT装置适应证→(明确)ICD或CRT-D/CRT-P/(未明确)→若症状持续或症状加重→NYHA Ⅱ—Ⅳ正常窦性心律,静息时心率≥70次/min,可用伊伐布雷定/尽管有GDMT,但近期心房颤动持续恶化,可用维立西呱/尽管GDMT,但窦性心律时仍出现HFrEF的症状,或是房颤律需要进行心率控制,可用地高辛→LVAD,心脏移植或姑息治疗/维持治疗。

注:ANRI=血管紧张素受体脑啡肽酶抑制剂,GDMT=指南指导的药物治疗,ICD=植入型心律转复除颤器,CRT=心脏再同步治疗,CRT-

D=心脏再同步除颤器治疗，CRT-P=心脏再同步起搏器治疗。

3.射血分数保留的心力衰竭和射血分数轻度降低或中间值的心力衰竭患者

对于 HFmrEF 和 HFpEF 患者，推荐使用 SGLT2i 以降低心力衰竭住院率和心血管疾病死亡率。在有症状的患者中，可使用基于证据的 β 受体阻滞剂和 ARNI、ACEI 或 ARB，尤其是在左室射血分数范围下限的患者。

糖尿病合并高脂血症

年龄≥40岁的糖尿病患者血LDL-C水平应控制在2.6 mmol/L以下，保持HDL-C目标值在1.0 mmol/L以上。根据血脂异常特点，首选他汀类药物治疗，如合并高TG或不伴低HDL-C，可采用他汀类与贝特类药物联合应用。

1.他汀类药物

（1）ASCVD一级预防：对低、中危患者首先进行生活方式干预，3～6个月后LDL-C未达标者，启动低-中强度他汀类药物治疗；对高危生活方式干预的同时应立即启动中等强度他汀类药物治疗。

（2）ASCVD二级预防：对于临床ASCVD患者，建议立即采用中强度他汀类药物治疗，降低LDL-C至＜1.8 mmol/L；LDL-C基线值较高不能达目标值者，LDL-C至少降低50%；极高危患者LDL-C基线在目标值以内者，LDL-C仍应降低30%左右。孕妇、肝肾功能障碍、免疫性肌病及对他汀类药物过敏者禁用。常见不良反应包括肝功能异常、他汀相关肌肉不良反应（肌痛、肌炎和横纹肌溶解）、新发糖尿病风险、认知功能异常，还可引起头痛、失眠、抑郁，以及消化不良、腹泻、腹痛、恶心等消化道症状及皮疹等。

2. 贝特类药物

适用于高 TG 血症及以 TG 升高为主的混合型高脂血症患者，单纯的低 HDL-C 血症患者也可选用。禁用于严重肝肾功能障碍的患者、孕妇、哺乳期妇女及有生育可能的妇女。常见不良反应与他汀类药物相似。

3. 烟酸类

适用于高 TG 血症、低 HDL-C 血症或以 TG 升高为主的混合型高脂血症。禁用于慢性肝病和严重痛风，高尿酸血症、消化性溃疡为相对禁忌证。主要不良反应有面部潮红、消化道反应、肝损害、诱发溃疡等。

4. 树脂类（胆酸螯合剂）

适用于纯合子型家族性高胆固醇血症（HoFH），对于混合型血脂异常需与其他类型的调脂药物合用。该类药物可能引起 VLDL 水平增加而升高 TG 水平，对高 TG 血症无效。常见不良反应是胃肠道反应，如恶心、腹胀、便秘、味觉异常等，还可能干扰叶酸及其他脂溶性维生素的吸收。

5. 胆固醇吸收抑制剂

他汀类药物与胆固醇吸收抑制剂依折麦布联合应用，可产生良好的协同作用。联合治疗可使血 LDL-C 在他汀类药物治疗的基础上再下降18%左右，且不增加他汀类药物的不良反应。不宜与考来烯胺同时服用,必须合用时需在服考来烯胺前2 h或后4 h服此药。最常见的不良反应为头痛和恶心。

6.高纯度鱼油制剂

主要用于治疗高TG血症。

7.PCSK9抑制剂

其具有强大的降胆固醇作用。PCSK9抑制剂依洛优单克隆抗体,在我国获批治疗纯合子型家族性高胆固醇血症。

糖尿病合并高尿酸血症与痛风

1.糖尿病合并高尿酸血症的治疗

(1)在没有禁忌证的情况下,首选胰岛素增敏剂和双胍类降糖药物,次选α-糖苷酶抑制剂,尽量不选胰岛素促泌剂或者胰岛素。

(2)如果必须使用胰岛素促泌剂,可选用格列美脲如亚莫利,但最好与双胍类或胰岛素增敏剂合用。

(3)如果必须选胰岛素,可以与胰岛素增敏剂、双胍类、α-糖苷酶抑制剂合用,长效胰岛素还可以与亚莫利联合应用。

(4)降血压。对于痛风合并糖尿病的患者,应该严格控制血压。降压药中钙通道阻滞剂如氨氯地平(如络活喜)、血管紧张素Ⅱ受体拮抗剂如氯沙坦(如科素亚)为优选。

(5)调脂、抗凝。糖尿病合并痛风伴高三酰甘油血症患者,非诺贝特是降脂首选。如果患者以高胆固醇血症为主要血脂代谢异常,则选择阿托他汀钙(立普妥)治疗。

2.抗炎治疗

(1)痛风急性发作期:秋水仙碱是治疗痛风性关节炎急性发作的特效药。口服首次剂量1 mg,2 h后0.5 mg,每天最大用量1.5 mg,同时注意其不良反应,有骨髓抑制、肝肾功能不全、白细胞减少者禁用。非甾体类抗炎药能缓解关节红肿热痛等炎性症状，改善肌肉、骨骼和关节功能，并可有效防止水肿。糖皮质激素类药能抑制非感染性炎症且起效迅速，但具有升高血糖的特点，且痛风患者停止用药后症状极易复发，故只有在以上镇痛药失效及严重的肾功能不全、个别症状非常严重、反复发作的痛风患者中使用。

（2）痛风发作间歇期及慢性期：

a.抑制尿酸生成的药物：目前临床常用的有别嘌醇和非布司他。别嘌醇常用量为 0.1 g/次，3 次/d，服药 2 周后，若尿酸降至正常，可逐渐减至维持量，糖尿病肾功能欠佳者不宜长期大剂量应用。非布司他不良反应小于别嘌醇，用法为 40 mg 或 80 mg，1 次/d，推荐起始剂量为 20 mg，1 次/d，持续 2 周后，对血清尿酸水平仍高于 6 mg/dL 的患者，推荐剂量 40 mg。正在服用硫唑嘌呤、巯嘌呤或胆茶碱的患者禁用。

b.促进尿酸排泄的药物：主要有丙磺舒和苯溴马隆。丙磺舒常用于高尿酸血症及慢性痛风的治疗，常用量为 0.25 g/次，2 次/d。治疗糖尿病时要注意出现以下情况：对磺胺类药物有过敏史者；已有肾功能障碍者；有明显的肝功能异常及肝病者；有严重的胃肠疾病者不宜服用。苯溴马隆常用量为 50~100 mg/次，1 次/d，用药注意事项主要有：用最小的有效量，我国患者一般采用 25 mg/d 即可达到血尿酸下降的目的；

定期检测血尿酸,间隔时间为用药初期或调整药量时一般15~30 d测试1次,待血尿酸基本稳定后适当延长时间;不合用其他降尿酸药;合用碱性药,用量由测得的尿pH决定,使pH保持在6.5~6.9即可;多饮水,饮水量在2 000~3 000 mL/d为宜;用药前查肾功能,肾损害严重的患者,不宜使用本品。

3.糖尿病合并痛风石的治疗

控制空腹血糖3.9~7.0 mmol/L,HbA1c<7%;对于需要手术的患者,术前空腹血糖水平应该控制在7.8 mmol/L以下,餐后2 h血糖控制在10 mmol/L。

糖尿病合并肥胖

(1)在选择降糖药物时,应优先考虑有利于减轻体重或对体重影响为中性的药物;需要胰岛素治疗的T2DM合并肥胖患者,建议联合使用至少一种其他降糖药物;体重控制仍不理想者,可短期或长期联合使用对糖代谢有改善作用且安全性良好的减肥药。

(2)降糖同时减轻或不增加体重的降糖药物主要有GLP-1RA、二甲双胍、α-糖苷酶抑制剂、DPP-4i、SGLT2i。

(3)用药最初3个月内需每个月评估1次,若减重效果差(体重下降<5%),或出现任何安全性、耐受性问题,应立即停药或换用其他药物。

a.食欲抑制剂:氯卡色林,不良反应包括头痛、头昏、恶心、口干、乏力、便秘等;芬特明/托吡酯,不良反应包括失眠、口干、便秘、感觉及味觉异常、抑郁、焦虑等;纳曲酮/安非他酮,有提高自杀率及患其他精神疾病的风险,以及头痛、头晕、恶心、呕吐、便秘等不良反应。

b.消化吸收阻滞药:脂肪吸收阻滞剂代表性药物为奥利司他,主要不良反应是脂溶性维生素和矿物吸收不良,肛门排油、肝损害等;α-糖苷酶抑制剂代表性药物为阿卡波糖。

c.代谢刺激剂:较常见的是激素类药物,如生长激素、甲状腺激素类等,适用于甲减、生长激素缺乏症,患者在使用激素替代后会减轻多余体重。

d.胃肠道神经递质:胆囊收缩素(CCK)、GLP-1,不良反应有恶心、呕吐、腹泻、头痛等。

(4)手术治疗:

a.适应证:年龄在18～60岁,一般情况较好,手术风险较低,经生活方式干预和各种药物治疗难以控制的T2DM患者(HbA1c > 7.0%)。

根据患者的BMI和临床情况来判断是否行手术治疗。

● 积极手术:BMI≥32 kg/m²,无论是否存在其他合并症(阻塞性睡眠呼吸暂停综合征、非酒精性脂肪性肝炎、高尿酸血症、多囊卵巢综合征、肾功能异常等)。

● 慎重手术:BMI 28～32 kg/m²,至少符合额外的2个代谢综合征组分,或存在合并症。

● 暂不推荐:BMI 25～28 kg/m²。如果患者合并腹型肥胖,且至少符合额外的2个代谢综合征组分,可酌情提高手术推荐等级。

b.禁忌证:滥用药物、酒精成瘾、患有难以控制的精神疾病患者,以及对减重手术的风险、益处、预期后果缺乏理解能力者;明确诊断为T1DM的患者;胰岛β细胞功能已明显衰竭的 T2DM 患者;外科手术禁忌者;BMI < 25 kg/m²;妊娠期糖尿病及其他特殊类型的糖尿病。

糖尿病合并脑卒中

1.缺血性脑卒中/短暂性脑缺血发作一级预防、二级预防中的血糖管理

（1）对于无糖代谢异常病史的缺血性脑卒中/TIA患者,应该筛查血糖,检查空腹血糖、糖化血红蛋白和/或口服葡萄糖耐量试验。

（2）新诊断的糖尿病患者,严格的血糖控制可以降低远期心血管疾病(包括脑卒中)的发生率。

（3）缺血性脑卒中/TIA合并T2DM患者应用SGLT2i、GLP-1RA可减少心血管事件的发生。

（4）有心血管危险因素的T2DM患者应用GLP-1RA可以减少心血管事件(包括脑卒中)的发生。

（5）在缺血性脑卒中/TIA患者的长期血糖管理中,建议将HbA1c水平控制在小于7.0%(平均血浆葡萄糖为8.6 mmol/L)水平。为了达到HbA1c≤7.0%的目标,大多数T1DM、T2DM患者将空腹血糖或餐前血糖目标设为4.0～7.0 mmol/L,餐后2 h血糖目标为5.0～10.0 mmol/L。在降血糖药物选择方面,可优先选择有临床证据证明可降低脑卒中事件发生风险的降血糖药物,例如二甲双胍、吡格列酮及GLP-1RA等。

(6)在不发生低血糖或其他严重不良反应的情况下,年轻患者、糖尿病病史短、预期寿命长及无严重心血管疾病的患者可选择更加严格的目标HbA1c水平(<6.5%)(平均血浆葡萄糖为7.8 mmol/L);对于有严重低血糖事件发生史、预期寿命短、存在严重的微血管或大血管并发症或其他严重并发症,以及糖尿病病史长且应用包括胰岛素在内的多种药物都难以控制血糖的患者,可考虑将目标HbA1c水平提高到8.0%(平均血浆葡萄糖为10.2 mmol/L)。

2.药物推荐

T2DM选用二甲双胍作为一线药物改善血糖和降低AS-CVD风险。在既往存在ASCVD的T2DM患者中,推荐使用GLP-1RA或SGLT2i作为血糖管理方案的一部分。应用二甲双胍后,如患者的HbA1c>7.0%且合并ASCVD危险因素,可考虑给予GLP-1RA或SGLT2i改善血糖控制和脑卒中/TIA的风险。脑卒中/TIA的T2DM患者,如降血糖治疗方案为两药联合治疗或多种药物联合治疗且糖化血红蛋白已达标,可考虑将其中一种药物换为GLP-1RA或SGLT2i。